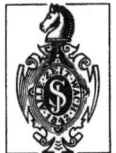

Nierenbiopsie bei Kindern

Herausgegeben von H. Olbing

Stellungnahme der Arbeitsgemeinschaft
für pädiatrische Nephrologie

Mit 35 Abbildungen und 37 Tabellen

Springer-Verlag
Berlin Heidelberg New York 1979

Professor Dr. Hermann Olbing
Universitätsklinikum der Gesamthochschule Essen
Kinder- und Poliklinik
Hufelandstraße 55
4300 Essen

ISBN-13:978-3-540-09651-1   e-ISBN-13:978-3-642-65431-0
DOI: 10.1007/978-3-642-65431-0

CIP-Kurztitelaufnahme der Deutschen Bibliothek. Nierenbiopsie bei Kindern: Stellungnahme d. Arbeitsgemeinschaft für Pädiatr. Nephrologie / Hrsg.: H. Olbing. – Berlin, Heidelberg, New York: Springer, 1979.
ISBN-13:978-3-540-09651-1

NE: Olbing, Hermann [Hrsg.]; Arbeitsgemeinschaft für Pädiatrische Nephrologie
Das Werk ist urheberrechtlich geschützt. Die dadurch begründeten Rechte, insbesondere die der Übersetzung, des Nachdruckes, der Entnahme von Abbildungen, der Funksendung, der Wiedergabe auf photomechanischem oder ähnlichem Wege und der Speicherung in Datenverarbeitungsanlagen bleiben, auch bei nur auszugsweiser Verwertung, vorbehalten.
Bei Vervielfältigungen für gewerbliche Zwecke ist gemäß § 54 UrhG eine Vergütung an den Verlag zu zahlen, deren Höhe mit dem Verlag zu vereinbaren ist.
© Springer-Verlag Berlin Heidelberg 1979

Die Wiedergabe von Gebrauchsnamen, Handelsnamen, Warenbezeichnungen usw. in diesem Werk berechtigt auch ohne besondere Kennzeichnung nicht zu der Annahme, daß solche Namen im Sinne der Warenzeichen- und Markenschutz-Gesetzgebung als frei zu betrachten wären und daher von jedermann benutzt werden dürften.

2121/3321-543210

Inhaltsverzeichnis

Einleitung H. Olbing 1
Praxis der perkutanen Nierenbiopsie im Kindesalter –
Bericht über eine Umfrage
Arbeitsgemeinschaft für pädiatrische Nephrologie ... 3
Technik der perkutanen Nierenbiopsie im Kindesalter
K. Schärer 13
Technik und Indikation der lumboskopischen Nierenbiopsie
H. Sommerkamp 24
Indikationen fdr die Nierenbiopsie bei Kindern mit nephrotischen Syndromen, Glomerulonephritis und Proteinurie/Hämaturie
A. Spitzer 33
Indikationen zur Nierenbiopsie bei akutem Nierenversagen und chronischer Niereninsuffizienz bei Kindern
M. Brandis 54
Komplikationen und Kontraindikationen von perkutaner und offener Nierenbiopsie bei Kindern
H. J. Bachmann 68
Aufarbeitung von Nierenbiopsiegewebe für die Licht- und Elektronenmikroskopie
W. Thoenes, D. Anders 79
Aufarbeitung des Biopsiegewebes für die Immunfluoreszenzhistologie
G. H. Thoenes, I. Doering 87
Neue klinische und patho-anatomische Aspekte bei der fokalen und segmentalen Sklerose/Hyalinose
R. Waldherr, K. Schärer, B. Müller-Wiefel, H. P. Seelig   91
Nierenbiopsie beim Kind – Zusammenfassung der abschließenden Podiumsdiskussion
H. Olbing 100
Sachverzeichnis 107

Mitarbeiterverzeichnis

Priv.-Doz. Dr. D. Anders,
Pathologisches Institut der Universität Mainz, Zentrum für Kinderheilkunde der Universität Gießen, Feulgenstraße 12, 6300 Gießen

Dr. H. J. Bachmann,
Oberarzt der Universitäts-Kinderklinik, Hufelandstraße 55, 4300 Essen 1

Prof. Dr. M. Brandis,
Oberarzt der Kinderklinik der Medizinischen Hochschule, Karl-Wiechert-Allee 9, 3000 Hannover 61

I. Doering,
Medizinische Klinik Innenstadt, Ziemssenstraße 1, 8000 München 2

Prof. Dr. H. Olbing,
Universitätsklinik der Gesamthochschule Essen, Kinderklinik und Poliklinik, Abt. für Nephrologie, Hufelandstraße 55, 4300 Essen

Prof. Dr. K. Schärer,
Universitäts-Kinderklinik, Im Neuenheimer Feld 150, 6900 Heidelberg

Prof. Dr. H. Sommerkamp,
Direktor der Abteilung für Urologie im Zentrum Chirurgie der Universität, Hugstetter Straße 55, 7800 Freiburg i. Br.

Prof. Dr. A. Spitzer,
Dept. of Pediatric Nephrology, Albert-Einstein-College of Medicine Bronx, N.Y. 10461, U.S.A.

Priv.-Doz. Dr. G. Thoenes,
Medizinische Klinik Innenstadt, Ziemssenstraße 1, 8000 München 2

Prof. Dr. W. Thoenes,
Pathologisch-Anatomisches Institut der Universität Mainz, Reisingerweg 6, 6500 Mainz

Dr. R. Waldherr,
Pathologisches Institut der Universität Heidelberg, Im Neuenheimer Feld 220–221, 6900 Heidelberg 1

Einleitung
H. Olbing, Essen

In den zwanzig Jahren seit dem ersten Bericht über Nierenbiopsien bei Kindern [6] hat diese Untersuchungsmethode ihre Bewährungsprobe bestanden und einen festen Platz in der Kindernephrologie gefunden. Einer der wichtigsten Gründe hierfür ist eine kontinuierliche Verbesserung der Untersuchungstechnik. Strahlensparende röntgenologische, in jüngster Zeit auch sonographische Methoden der Nierenlokalisation gewährleisten eine hohe Treffsicherheit der perkutanen Nadelbiopsie, welche den Patienten nur wenig belastet. Meist kann die Nadelbiopsie in Lokalanästhesie durchgeführt werden. Besonders große Fortschritte wurden in der Aufarbeitung und Untersuchungstechnik des Gewebes erzielt. Ultradünne Schnitte und eine Vielzahl von Färbungen verbesserten die Möglichkeiten einer sehr differenzierten lichtmikroskopischen Untersuchung. Die Immunfluoreszenzmikroskopie, die in vielen Fällen Aussagen über die Pathogenese bzw. Ätiologie erlaubt, wurde zu hoher Perfektion weiterentwickelt und kann in den meisten nephropathologischen Zentren durchgeführt werden. Das gleiche gilt für die Elektronenmikroskopie, die nicht selten eine wertvolle Verfeinerung der Gewebebeurteilung ermöglicht. Hinzu kommt, daß umfangreiche Erfahrungen über klinisch-pathoanatomische Korrelationen gerade in den letzten Jahren veröffentlicht wurden, die heute bei vielen Patienten eine recht sichere Aussage darüber erlauben, mit welcher Wahrscheinlichkeit von einer Nierenbiopsie wichtige Aufschlüsse zu erwarten sind. Hinzu kommt, daß die Verständigung zwischen dem Kliniker und dem Pathologen durch die Entwicklung einer ausreichend einheitlichen Terminologie und Klassifikation erheblich erleichtert wurde.

Trotz all dieser Verbesserungen und Fortschritte bleibt die Nierenbiopsie mit einem Risiko belastet. Lebensgefährliche Komplikationen sind zwar selten, können aber auch bei Nutzung aller Möglichkeiten der Vorsorge niemals ganz ausgeschlossen werden. Aus diesem Grunde ist eine zurückhaltende Indikationsstellung unerläßlich. Glücklicherweise erlauben vor allem die Ergebnisse der in den letzten Jahren vorgelegten Untersuchungen über klinisch-pathoanatomische Korrelationen in den meisten Fällen eine ausreichend sichere Vorausschätzung der im Einzelfall vom Biopsieergebnis zu erwartenden Konsequenzen. Die Indikation zur Nierenbiopsie kann heute zurückhaltender gestellt werden als vor fünf oder gar vor zehn Jahren.

Die Arbeitsgemeinschaft für pädiatrische Nephrologie hat während einer Jahrestagung den Wissensstand über Indikationen, Methodik und Komplikationen der Nierenbiopsie beim Kind zusammengetragen und kritisch analysiert. Hierbei blieben bewußt Einzelheiten der Methodik pathoanatomischer Untersuchungsmethoden und der pathologischanatomischen Klassifikation ausgespart; sie sind Aufgabe des Nephropathologen und wurden in den letzten Jahren mehrmals mustergültig dargelegt [3–5, 7, 9]. Wir legen denjenigen pädiatrischen Kollegen, die sich nicht besonders intensiv dem Schwerpunkt Kindernephrologie widmen und daher den Erfahrungsfortschritt in diesem Teilgebiet nicht unmittelbar verfolgen können, unsere Referate und Diskussionen als Orientierungshilfe vor.

Literatur

1. Bohle A (1976) Zur Morphologie, Klinik und Prognose der verschiedenen Glomerulonephritisformen. Klinikarzt 5: 822
2. Bläker F, Hellwege H H, Henningsen B, Maintz J (1973) Immunpathologie glomerulärer Nierenerkrankungen. Nieren- und Hochdruckkrankh 149
3. Habib R (1974) Histologic and clinico-histologic correlations of glomerular lesions. In: Royer P, et al. (eds): Pediatric Nephrology, Saunders, Philadelphia p. 215
4. Thoenes G H (1974) Immunhistologische Befunde bei Minimalveränderungen und fokal sklerosierende Glomerulopathie mit nephrotischem Syndrom. Klin Wschr 52: 371
5. Thoenes W (1974) Pathomorphologische Prinzipien und Formen der Glomerulonephritis. Mschr Kinderheilk 122: 728
6. Vernier R L, Farquar M G, Brunson J G, Good R A (1958) Chronic renal disease in children. Am J Dis Child 96: 306
7. White R H R, Glasgow E F, Mills R J (1970) Clinicopathological study of nephrotic syndrome in childhood. Lancet I: 1353
8. Zollinger H U (1971) Morphologische Nosologie der Glomerulonephritis. Beitr path Anat 143: 395
9. Zollinger H U, Mihatsch M J: Renal Pathology in Biopsy. Springer Berlin Heidelberg New York, 1978

Praxis der perkutanen Nierenbiopsie im Kindesalter

Bericht über eine Umfrage

Arbeitsgemeinschaft für pädiatrische Nephrologie

Im September 1977 führte die Arbeitsgemeinschaft für pädiatrische Nephrologie (APN) eine Umfrage über die derzeitige Praxis der perkutanen Nierenbiopsie im Kindesalter durch.*) Hierdurch sollte ein Überblick über die Verbreitung und die derzeitige Technik dieser nephrologischen Untersuchungsmethode in den Kinderkliniken der Bundesrepublik Deutschland, der Schweiz und Österreichs vermittelt werden.

Methodik

Es wurden vorgefertigte Fragebögen an alle Mitglieder der APN sowie an einige weitere pädiatrische Nephrologen in den deutschsprachigen Ländern versandt. Da die Fragebögen fast von allen Kinderkliniken, die regelmäßig perkutane Nierenbiopsien durchführen, vollständig beantwortet zurückkamen, darf das Ergebnis der Umfrage für die derzeitige Praxis der Nierenbiopsie im deutschsprachigen Raum als repräsentativ betrachtet werden. Es wurde nach sämtlichen in der Zeit bis zum 30. 6. 1977 durchgeführten Nierenbiopsien gefragt. Wir erhielten vollständige Antworten von 21 Universitäts-Kinderkliniken und 4 großen anderen Kinderkliniken; hiervon entfielen 19 auf die Bundesrepublik Deutschland, 4 auf die Schweiz und 2 auf Österreich.

---

*) An der Umfrage nahmen teil: Dr. D. Anders (Gießen), Prof. F. Bläker (Hamburg), Dr. M. Brandis (Hannover), Dr. M. Bulla (Köln), Dr. J. Dippell (Frankfurt), Prof. L. Diekmann (Münster), Dr. F. Egli (Basel), Prof. D. Gekle (Würzburg), Dr. K. Gellissen (Neuwied), Dr. U. Goll (Kiel), Dr. J. P. Guignard (Lausanne), Prof. W. Hagge (Stuttgart), Dr. H. Hake (Kiel), Dr. F. K. Hübner (München), Dr. H. J. Jesberger (Homburg/Saar), Dr. U. Knoop (Köln), Dr. Th. Lennert (Berlin), Dr. E. Leumann (Zürich), Prof. J. Oehme (Braunschweig), Prof. O. Oetliker (Bern), Prof. H. Olbing (Essen), Dr. F. Schabel (Innsbruck), Prof. K. Schärer (Heidelberg), Dr. F. Schindera (Freiburg), Dr. R. Schwarz (Graz), Dr. H. P. Weber (Bonn). Koordinator: Prof. K. Schärer (Heidelberg)

Ergebnisse

Häufigkeit, Altersverteilung

In den an der Umfrage beteiligten Kliniken waren bis zum 30. 6. 77 insgesamt 3037 *perkutane Nierenbiopsien* durchgeführt worden; 15% waren Wiederholungsbiopsien. Von 37,6% der gemeldeten Kinder war das Alter zur Zeit der Biopsie nicht angegeben. Unter den Kindern mit bekanntem Alter lag der Häufigkeitsgipfel bei den 6- bis 12jährigen (Tabelle 1). Nach *offenen Biopsien* wurde nur am Rande gefragt; ihre Zahl findet sich ebenfalls auf die verschiedenen Altersstufen verteilt in Tabelle 1. Ob das Nierengewebe

Tabelle 1. Anzahl der bis 30. 6. 77 durchgeführten perkutanen und offenen (chirurgischen) Nierenbiopsien mit Alter der Patienten zum Zeitpunkt der 1. Biopsie

Alter	Perkutane Biopsien		Offene Biopsien
	Erstpunktionen	Wiederholungspunktionen	
0– 1 Jahr	40		39
1– 6 Jahre	423		65
6–12 Jahre	774		83
12–16 Jahre	329		27
> 16 Jahre	48		3
Alter unbekannt	971	452 (15%)	40
Total	2585 (100%)	452	257
	3037		(8,5% aller Biopsien)

Tabelle 2. Gesamtzahl durchgeführter perkutaner Nierenbiopsien pro Klinik

Anzahl Biopsien	Anzahl Kliniken
< 25	6
25– 50	4
51–100	3
101–200	7
> 200	5

hierbei mit dem Skalpell oder mit einer Punktionsnadel entnommen wurde, war nicht gefragt.

Die *Zahl* der in den einzelnen Kliniken durchgeführten perkutanen Biopsien schwankt sehr stark (Tabelle 2). Nur in 12 Kliniken wurden insgesamt mehr als 100 perkutane Nierenbiopsien gemacht. Da das Erfahrungsgut dieser 12 Kliniken 84% aller gemeldeten Biopsien umfaßt, werden in den folgenden Tabellen die aus diesen Kliniken gemeldeten Zahlen jeweils in Klammern gesondert aufgeführt.

Die frühesten perkutanen Nierenbiopsien in den an der Umfrage beteiligten Kliniken erfolgten 1965. In 15 Kliniken wurde die perkutane Nierenbiopsie bis zum Jahre 1972 eingeführt (Tabelle 3). In 2 Kliniken wurden durchschnittlich im Jahr zwischen 40 und 50 Biopsien durchgeführt, in je 3 weiteren zwischen 30 und 40 und in 4 weiteren zwischen 10 und 20.

Tabelle 3. Beginn der Durchführung perkutaner Nierenbiopsien

Jahr	Anzahl Kliniken
1965	1 (1)
1967	2 (2)
1969	6 (4)
1970	2
1971	4 (2)
1972	4 (2)
1973	2 (1)
1974	1
1975	2
1976	1

In Klammern: Anzahl Kliniken mit mehr als 100 perkutanen Biopsien

Die *Altersverteilung* der Patienten mit perkutaner und offener Biopsie weist deutliche Unterschiede auf. Von den 1614 Kindern mit perkutaner Nierenbiopsie, bei denen das Alter angegeben wurde, waren lediglich 2,5% Säuglinge, von den 217 mit offener Biopsie und Altersangabe dagegen 18%.

Technik der perkutanen Nierenbiopsie

Die *Voruntersuchungen* in den einzelnen Kliniken sind in Tabelle 4 aufgeführt. Blutbild, Serum-Harnstoff und/oder Serum-Kreatinin, eine Kontrolle des Gerinnungsstatus und eine röntgenologische Nierendarstellung werden allgemein als obligat betrachtet. Die Methoden zur Untersuchung des Gerinnungsstatus variieren in den einzelnen Kliniken. Die kombinierte Untersuchung der Blutungszeit, der Gerinnungszeit und der Prothrombinzeit steht im Vordergrund. Während eine Blutgruppenbestimmung fast überall durch-

Tabelle 4. Voruntersuchungen, die vor der perkutanen Nierenbiopsie regelmäßig durchgeführt wurden. (In Klammern: Anzahl Kliniken mit mehr als 100 Biopsien)

	Anzahl Kliniken	
Blutbild (Hämoglobin, Leukozyten, Thrombozyten)	25	(12)
Serumharnstoff und -kreatinin	25	(12)
Glomerulusfiltrat	21	(10)
Blutungszeit	19	(8)
Gerinnungszeit	22	(10)
Prothrombinzeit	23	(11)
Partielle Thromboplastinzeit	4	(3)
Thrombelastogramm	6	(2)
Blutgruppenbestimmung	23	(10)
Bereitstellung einer Blutkonserve zur evtl. Transfusion	14	(7)
Röntgenaufnahme Thorax	10	(4)
Elektrokardiographie	6	(3)
i.v.-Urographie	23	(10)

Tabelle 5. Formen der Anästhesie bei der perkutanen Nierenbiopsie (In Klammern: Anzahl Kliniken mit mehr als 100 Biopsien)

	Anzahl Kliniken	
Vollnarkose		
Inhalationsnarkose	9	(2)
Ketanest-Narkose	3	(3)
Lokalanästhesie	7	(4)
Individuelle Auswahl zwischen Allgemein- und Lokalanästhesie	6	(3)

geführt wird, stellen nur 14 der befragten Kliniken regelmäßig eine Blutkonserve für den Fall einer notwendigen Transfusion bereit.

Die *Anästhesie* wird in sehr unterschiedlicher Weise durchgeführt. Zur Prämedikation wird in 15 Kliniken Atropin verwendet, in 10 Kliniken Pethidin und in je 4 Kliniken Diazepam und Promethazin. Aus Tabelle 5 geht hervor, daß die Mehrzahl der Kliniken perkutane Nierenbiopsien in Vollnarkose durchführen, meist in Inhalationsnarkose, seltener in Ketanestnarkose. Nur 7 der befragten Kliniken führen alle perkutanen Nierenbiopsien in Lokalanästhesie durch. In 6 Kliniken werden je nach der Situation des einzelnen Patienten entweder Allgemeinnarkose oder Lokalanästhesie eingesetzt.

Die *Lokalisation* der Niere bei der ersten Biopsie erfolgt in 84% der Kliniken unter Durchleuchtung mit einer Bildverstärkerfernsehkette nach Kontrastmittelinjektion unmittelbar vor der Punktion (Tabelle 6). Punktionen aufgrund früher angefertigter Ausscheidungsurographien traten zahlenmäßig in den Hintergrund. In 15 Kliniken wurde der Abstand zwischen Haut und zu punktierendem Nierenpol mit einer Explorationsnadel gemessen. In 3 Kliniken wurde zum Zeitpunkt der Umfrage auf den Einsatz einer Explorationsnadel verzichtet.

Als *Punktionsnadel* wird in 17 Kliniken derzeit ausschließlich die Trucut-Einmalnadel (Travenol) gebraucht, in 2 weiteren im Wechsel mit der Vim-Silvermannadel (Tabelle 6). Nur 2 Kliniken führen die Nierenbiopsie ausschließlich mit der Vim-Silvermannadel und 4 Kliniken mit der Menghini-Nadel durch. Neuere Methoden, wie die lumboskopische und laparoskopische Punktion oder die Anwendung der Sonographie zur Lokalisation der Niere, haben offenbar noch keinen Eingang gefunden. Fünf Kliniken (darunter 3 mit mehr als 100 Biopsien) haben von der Vim-Silverman- oder Menghini-Nadel auf die Trucutnadel gewechselt.

Tabelle 6. Derzeitige Technik der perkutanen Nierenbiopsie (In Klammern: Anzahl der Kliniken mit mehr als 100 Biopsien)

	Anzahl der Kliniken	
Lokalisation der Niere		
»gezielte« Punktion während Durchleuchtung nach Kontrastmittelinjektion (Bildverstärkerfernsehkette)	21	(10)
»Blindpunktion« nach i.v. Urographie	2	(1)
Individuelle Auswahl zwischen »gezielter« und »blinder« Punktion	1	
Retropneumoperitoneum	1	(1)
Punktionsnadel		
Einmalnadel (Trucut)	17	(10)
Spaltnadel nach Vim-Silverman (Modifikation nach White)	2	
Aspirationsnadel nach Menghini	4	(2)
Individuelle Auswahl zwischen Spaltnadel und Einmalnadel	2	

Die *Punktionsstelle* bei einer ersten perkutanen Nierenbiopsie war etwa gleich häufig im linken und rechten unteren Nierenpol (Tabelle 7). 19 der 25 Kliniken gaben ein bis zwei Einstiche pro Biopsie als Normalfall an (Tabelle 8). Die maximale Zahl von Einstichen an einer Niere während der gleichen Biopsiesitzung lag aber tatsächlich in 14 Kliniken bei 4 oder mehr. Nur in 2 Kliniken wird in der gleichen Sitzung die gegenseitige Niere biopsiert, falls in der anderen Niere nicht genügend Gewebe erhalten worden ist.

Tabelle 7. Punktionsstelle bei erstmaliger perkutaner Nierenbiopsie (In Klammern: Anzahl der Kliniken mit mehr als 100 Biopsien)

	Anzahl Biopsien	
Linker unterer Nierenpol	12	(7)
Rechter unterer Nierenpol	11	(3)
Keine Angaben	2	(2)

Tabelle 8. Anzahl Einstiche an einer Niere während einer Biopsiesitzung (In Klammern: Anzahl der Kliniken mit mehr als 100 Biopsien)

	Anzahl Kliniken	
Anzahl der Einstiche im Normalfall		
1	6	(4)
2	10	(4)
3	1	
1–2	3	(1)
1–3	2	(1)
2–3	2	(2)
2–4	1	
Maximale Anzahl der Einstiche		
2	2	
3	6	(2)
4	9	(4)
5	4	(3)
7	1	(1)
Keine Angaben	3	(2)

Tabelle 9. Kriterien für die Qualitätsbeurteilung frisch gewonnenen Biopsiegewebes. Angegeben sind die für eine histologische Untersuchung in der Regel als ausreichend betrachtete minimale Zylinderlänge bzw. die minimale Anzahl Glomeruli (Lupenmikroskop). Zu diesen Fragen liegen nicht aus allen Kliniken Antworten vor. (In Klammern: Kliniken mit mehr als 100 Biopsien)

mm Zylinderlänge bzw. Anzahl Glomeruli	Anzahl Kliniken Zylinderlänge (N = 16)		Anzahl Glomeruli (N = 12)	
1			1	
3	2	(2)		
4	1	(1)		
5	4	(2)	4	(2)
5–10	2	(1)	2	(2)
8	4	(1)		
10	3		3	(2)
10–20			2	(1)

Nur von einem Teil der Kliniken erhielten wir Auskünfte über die Methoden der unmittelbaren *Beurteilung* des gewonnenen Gewebematerials (Tabelle 9). 17 Kliniken orientierten sich nur an der Länge des gewonnenen Zylinders, 3 nach der Anzahl der Glomeruli im Lupenmikroskop und 5 auf beide Arten. Nahezu die Hälfte aller Kliniken betrachtet eine Zylinderlänge des Biopsiematerials von 5 mm bzw. eine Glomeruluszahl von 5 oder weniger zur histologischen Beurteilung als ausreichend.

Überwachung und Nachbetreuung

Eine *Kompression* über der Punktionsstelle unmittelbar nach der Biopsie wird in zwei Dritteln aller Kliniken während weniger als 10 Minuten durchgeführt (Tabelle 10).

Tabelle 10. Dauer der *Kompression* über der Punktionsstelle nach der Biopsie (In Klammern: Anzahl der Kliniken mit mehr als 100 Biopsien)

	Anzahl Kliniken	
Keine	3	(2)
1–3 Minuten	8	(6)
5 Minuten	5	
10 Minuten	3	(1)
20 Minuten	2	
2–4 Stunden	2	(1)
12–24 Stunden	2	(2)

In allen Kliniken wird nach der Biopsie *Bettruhe* verordnet, meist für 24 Stunden (Tabelle 11). In 15 Kliniken wird nach der Punktion parenteral Flüssigkeit zugeführt, in den meisten 1–2 l/m^2 Körperoberfläche/24 Std. In der Regel werden bei den punktierten Kindern der Blutdruck, die Pulsfrequenz und der Urin untersucht (Tabelle 12). Nur in 13 Kliniken wird nach der Biopsie das Hämoglobin bzw. der Hämatokrit kontrolliert.

Tabelle 11. Dauer der strengen Bettruhe nach der Biopsie (In Klammern: Anzahl Kliniken mit mehr als 100 Biopsien)

	Anzahl Kliniken	
24 h	3	(1)
24 h	20	(10)
24–48 h	2	(1)

Tabelle 12. Kontrolluntersuchungen nach der Biopsie

	Anzahl Kliniken
Pulsfrequenz	20
Blutdruck	23
Atemfrequenz	2
Urin (Diurese und/oder Suche nach Hämaturie)	20
Hämoglobin und/oder Hämatokrit	13
Temperatur	2

Komplikationen

In der Umfrage wurde nur nach schweren Komplikationen nach perkutaner Nierenbiopsie gefragt (Tabelle 13). Drei Patienten *verstarben* im zeitlichen Zusammenhang mit der perkutanen Nierenbiopsie, davon jedoch nur einer an deren unmittelbaren Folgen. Ein 13jähriger Junge mit endo/extrakapillärer Glomerulonephritis, nephrotischem Syndrom, Anämie und Niereninsuffizienz (Serum-Kreatinin 2,8 mg/dl) starb wegen einer zu spät erkannten perirenalen Blutung mit Hämatom über der Punktionsstelle an Kreislaufversagen mit Hyperkaliämie, obwohl er unmittelbar vorher noch nephrektomiert worden war. Bei einem am 4. Tag nach der Biopsie verstorbenen 6jährigen Mädchen konnte die Todesursache nicht eindeutig geklärt werden. Die Patientin hatte ein nephrotisches Syndrom mit Anämie umd Niereninsuffizienz (Serum-Kreatinin 3,5 mg/dl) und entwickelte am Tage nach der

Tabelle 13. Komplikationen bei 2936 perkutanen Nierenbiopsien in 14 Kliniken. Patienten mit mehreren Komplikationen wurden mehrfach gezählt (In Klammern: Anzahl Patienten aus 11 Kliniken mit mehr als 100 Biopsien)

	Anzahl Patienten	
Tod in Zusammenhang mit Biopsie (1 perirenales Hämatom, 2 Narkosefolgen?)	3 = 0,10%	(3)
Makrohämaturie	265 = 9,0 %	
Makrohämaturie von mehr als 24 h Dauer	51 = 1,73%	(36)
Koliken	15 = 0,51%	(11)
Retroperitoneales Hämatom	12 = 0,41%	(8)
Kollaps	3 = 0,10%	(3)
Arteriovenöse Fistel (operiert)	2 = 0,17%	(1)
Anurie	1 = 0,03%	(1)
Ileus	1 = 0,03%	(1)
Pneumomediastinum (nach Retropneumoperitoneum)	1 = 0,03%	(1)
Blutkoagelbildung in der Harnblase (geheilt durch Blasenspülung)	1 = 0,03%	(–)

Biopsie eine starke Schwellung im Gesichts- und Halsbereich, die möglicherweise mit der Inhalationsnarkose im Zusammenhang stand. Das Kind starb an einer starken Lungenblutung mit Herzinsuffizienz. Ein Kleinkind mit Cystinose verstarb 6 Stunden nach der in Halotannarkose durchgeführten Nierenbiopsie ohne ersichtlichen Grund; auch die Sektion klärte die Todesursache nicht. Vor der Biopsie Serumkreatinin 61 mmol/l, Inulinclearance 51 ml/min/1,73 m² Körperoberfläche. Ein weiterer Patient verstarb noch vor der Biopsie an einem Narkosezwischenfall.

Die häufigste, ernstere Komplikation war eine *Makrohämaturie*. Sie trat bei 265 Kindern auf (9%) und dauerte bei 51 Patienten (1,7%) länger als 24 Stunden. Während in den Kliniken mit mehr als 100 Biopsien nur in 1,5% der Fälle eine länger als 24 Stunden dauernde Makrohämaturie auftrat, betrug die Häufigkeit in den übrigen Kliniken 3%. Da das Auftreten einer Makrohämaturie nach Durchführung einer perkutanen Nierenbiopsie als Alarmsymptom zu gelten hat, wurde in der Umfrage nach den Maßnahmen gefragt, die hierbei ergriffen werden. In 7 Kliniken wird Bettruhe empfohlen, in 10 vermehrte Flüssigkeitszufuhr (z. T. mittels Infusionen), in 8 eine Blutbildkontrolle und in 4 Kliniken eine fortgesetzte Überwachung von Puls und Blutdruck. Beim Absinken der Blutdruck- oder Hämatokritwerte schreiten einzelne Kliniken zur Bluttransfusion. Nur ausnahmsweise werden bei Auftreten einer Makrohämaturie Röntgenuntersuchungen (Abdomenübersichtsaufnahme, i. v. Urographie) empfohlen. In einer Klinik bedient man sich zur Kontrolle der Nierengröße der Ultraschalltechnik. Die Angaben über das Auftreten einer *Mikrohämaturie* schwanken stark, wahrscheinlich wegen der unterschiedlichen Methodik der Erfassung. In 4 von 14 Kliniken mit einer Gesamtzahl von mindestens 30 perkutanen Biopsien wurde das Auftreten bzw. die Verstärkung einer vorbestehenden Mikrohämaturie häufig und regelmäßig beobachtet; in 4 Kliniken war dies nur in etwa der Hälfte und in 3 Kliniken angeblich in weniger als 15% aller Punktionen der Fall.

Neben der Makrohämaturie und Koliken war das *retroperitoneale Hämatom* die häufigste schwere Komplikaton. Bei 2 von 12 Kindern mit retroperitonealem Hämatom wurde dieses operativ beseitigt. In einem Fall kam es dabei erst nach einer mehrtägigen Latenzzeit zu Bauchschmerzen und Makrohämaturie, so daß vor der operativen Revision (am 6. Tag nach Biopsie) zunächst eine Appendicitis erwogen wurde. Beim zweiten Fall war das Hämatom bei der Operation in den Douglas-Raum abgesunken und bereits vereitert.

Kollapszustände fanden sich immer im Zusammenhang mit dem akuten Stadium eines nephrotischen Syndroms. Die beiden Kinder mit *arteriovenösem Aneurysma* in der punktierten Niere wurden erfolgreich operiert, einmal durch Polresektion, einmal durch Nephrektomie nach mehrwöchiger, unstillbarer Hämaturie. Insgesamt waren also bei 4 Patienten (0,14%) zur Beseitigung von Punktionskomplikationen operative Eingriffe erforderlich. Die Häufigkeit der erwähnten wie auch der selteneren Komplikationen stimmt mit den Literaturangaben ziemlich gut überein. In keinem Fall wurde eine Sepsis beschrieben.

Biopsieerfahrung

Die letzte Frage in unserer Umfrage galt dem Problem, wie viele perkutane Biopsien von einem pädiatrischen Nephrologen durchzuführen sind, um den Untersucher als »genügend erfahren« für die selbständige Durchführung zu bezeichnen. In 60% der Kliniken werden mehr als 20 Biopsien als Voraussetzung für einen ausreichenden Erfahrungsstand angesehen (Tabelle 14). Am strengsten sind die Anforderungen an den Untersucher in den Kliniken mit mehr als 100 durchgeführten Biopsien, von denen durchschnittlich mindestens 28 Biopsien gefordert wurden. Diese Zahl entspricht fast genau der durchschnittlichen Zahl perkutaner Biopsien, die in den gleichen Kliniken pro Jahr tatsächlich durchgeführt wurden.

Tabelle 14. Kriterien für »genügend Erfahrung« bei der selbständigen Durchführung von perkutanen Nierenpunktionen, nach Meinung der an der Umfrage Beteiligten (In Klammern: Anzahl Kliniken mit mehr als 100)

Anzahl durchgeführter Biopsien	Anzahl Kliniken	
5	1	
10	2	
10–20	4	(3)
20	3	(1)
20–30	4	(2)
30	3	(1)
20–50	1	(1)
50	2	(2)
Keine Angaben	5	(2)

Technik der perkutanen Nierenbiopsie im Kindesalter

K. Schärer, Heidelberg

In den meisten Kliniken wird heute die perkutane Nierenbiopsie nach den Prinzipien durchgeführt, die von Kark (1968) erarbeitet worden sind. Im folgenden beschränken wir uns auf die Darstellung einer Technik, die bei mehr als 450 Nierenpunktionen in unserer Klinik praktiziert worden ist. Zur Einführung in die Untersuchungsmethode sei auf einige neuere Arbeiten, speziell über die Technik der Nierenbiopsie im Kindesalter, aufmerksam gemacht (Brandis 1978; Brass 1978; Primack und Edelmann 1978; White und Jivani 1974).

Für eine erfolgreiche nierenbioptische Diagnostik im Kindesalter müssen mehrere *Vorbedingungen* erfüllt sein. 1. die apparative und personelle Einrichtung zur Durchführung von Biopsien, 2. eine gewisse Erfahrung in der Praxis der Nierenpunktion, wobei in Anlehnung an das Ergebnis der in diesem Band mitgeteilten Umfrage zu fordern ist, daß mindestens 20 erfolgreiche Biopsien unter Anleitung eines mit der Technik vertrauten Nephrologen gemacht worden sind, bevor selbständig punktiert wird, 3. eine enge Zusammenarbeit mit einem Nephropathologen und einem nephrologisch interessierten Immunpathologen, um eine rasche, sachgerechte Verarbeitung des Gewebematerials und kliniknahe Interpretation des morphologischen Bildes zu gewährleisten (Thoenes et al. 1978).

Zum ersten Punkt ist anzumerken, daß das Vorhandensein einer Bildverstärker-Fernsehkette die Durchführung von Nierenbiopsien wesentlich erleichtert, da das zu punktierende Organ während des Eingriffs urographisch unmittelbar sichtbar gemacht werden kann. Personell sind neben dem Operateur mindestens zwei (bei Vollnarkose drei) assistierende Personen erforderlich: am besten eine operativ erfahrene Schwester, welche gleichzeitig die Vorbereitung zur Biopsie trifft und die Nachsorge des Patienten übernimmt, sowie ein weiterer Arzt, welcher bei der Lagerung des Patienten, bei der Einleitung der Narkose und bei der Manipulation des Röntgengerätes hilft und das Gewebe nach Entnahme sachgerecht weiter verarbeitet. Der Arzt oder die Schwester sollten außerdem die einzelnen Phasen des Biopsievorgangs dokumentieren (Zahl der Stichversuche, Zahl und Länge der gewonnenen Gewebezylinder bzw. der lupenmikroskopisch gefundenen Glomeruli, evtl. Komplikationen, wie Nachblutung, Bestrahlungsdosis und -dauer). Wir verwenden dazu einen speziellen Dokumentationsbogen, der

Universitäts-Kinderklinik
Sektion für pädiatrische Nephrologie
Personalien:

Datum _____
Histologie E. Nr. LM _____
SD + EM _____
Immunfluoreszenz (IF) _____
Operateur _____
Berichterstatter _____

Zuweisende Klinik _____
Frühere und jetzige Nierenbiopsien

Datum	LM[1]	EM[1]	IF[1]
1.			
2.			
3.			

Punktionsstelle _____
Anzahl Einstiche (erfolgreich/total) _____ Zylinderlängen (mm) _____
Anästhesie _____ Bestrahlungsdosis (mrad) _____
Komplikationen _____
Klinische Diagnosen _____
Familienanamnese / Persönliche Anamnese _____

Zeitpunkt des Krankheitsbeginns: _____

		4	
Symptome[2]	*Bei Beginn*	*zwischenzeitlich*}	*gegenwärtig*
1. Ödeme			
2. Blutdruck (mmHg)			
3. Proteinurie			
4. Hämaturie (H)[3]			
5. Polydypsie/-urie			
6. Andere renale Symptome			
7. Immunolog. Befunde			
8. Extrarenale Symptome			

1 Zylinderlänge
2 P = persistierend
  R = rezidivierend
3 M = makroskopisch
  m = mikroskopisch
4 Datumangabe

Abb. 1. Dokumentationsbogen der Universitäts-Kinderklinik Heidelberg für Nierenbiopsien

Therapie
1. Steroide _____
2. Cytostatika _____
3. Andere _____

Gegenwärtige klinische Befunde: Infekt. Zeichen _____
Gewicht (kg) _____   Weitere _____
Größe (cm) _____
Blutdruck _____

Röntgen- und nuklearmedizinische Befunde (Datum)
1. i. v. Urogramm _____
2. Miktionscystourethrogramm _____
3. Isotopendiagnostik _____
4. Echographie _____

Laborbefunde	früher (Datum)	gegenwärtig

Blut:
Hb (g%) _____
Thrombozyten/m^3 _____
BKS (mm) _____
Harnstoff-N (mg/dl) _____
Kreatinin (mg/dl) _____
Ges. Eiweiß (g/dl) _____
Albumin (g/dl) _____
Elektrolyte (mval/l):
Na/K/Ca/Cl/ _____

Urin:
Proteinurie g/24 h _____
C IgG/Transferrin _____
Erythrocyten/mm^3 _____
Leukocyten/mm^3 _____
Keime/ml _____

Nierenfunktionen
C_{CR} (ml/min/1.73 m^2) _____
C_{EDTA}/C_{IN} (ml/min/1.73 m^2) _____
Max. (mosmol/l) _____
Tubuläre _____

Imunologische und bakteriologische Befunde
IgA/IgG/IgM (mg/dl) _____
Kryoglobuline _____
$CH_{50}/C_3/C_4$ _____
C_3NEF/C_3 PA _____
ANF/Anti-GBM-AK _____
Andere _____

außerdem anamnestische Daten und wichtigste klinische Befunde enthält und mit dem Gewebematerial den Kollegen weitergereicht wird, die das Gewebe morphologisch begutachten (Abb. 1).

Die *Kontraindikationen* für die perkutane Nierenbiopsie kann man in absolute und relative unterteilen, wobei letztere noch von anderen Faktoren wie Alter, Blutdruck und unmittelbare Bedeutung der Biopsie für die weitere Therapie abhängig sind (Tabelle 1). Besonders wichtig ist es, einen erhöhten Blutdruck zu normalisieren, bevor eine perkutane Biopsie durchgeführt wird, denn die Zahl der Komplikationen steigt deutlich mit zunehmender Hypertension an (Natusch 1978). In manchen Fällen, wie z. B. bei einer Solitärniere, wird man bei gegebener Indikation statt der geschlossenen eine offene Nierenbiopsie durchführen.

Tabelle 1. Kontraindikationen der perkutanen Nierenbiopsie

Absolute
Einzelniere (anatomisch oder funktionell)
hämorrhagische Diathese
Weigerung von Patient bzw. Eltern

Relative
schwere Anämie
hypovolämischer Schock
Hypertension
akute Niereninsuffizienz
chronische Niereninsuffizienz
Nierentumoren und -zysten
Zystennieren
Aneurysma der Art. renalis
Hydronephrose
perinephritischer Abszeß
kleine Nieren
Transplantat
Heparintherapie (z. B. bei Hämodialyse)
frühes Säuglingsalter

Wenn die Vorbedingungen zur Durchführung von Nierenbiopsien und die Indikation zum Eingriff für einen bestimmten Patienten festgelegt sind, sollte dieser und seine Eltern über das Vorgehen genauer *aufgeklärt* werden. Zweckmäßigerweise geschieht dies mit einer Information über die anatomischen Verhältnisse und Funktionsstörungen im Zusammenhang mit der betreffenden Nierenerkrankung. Sinn und praktische Durchführung der Biopsie sollten, u. U. anhand anatomischer Tafeln, erklärt werden. Diese Informationen sowie später das Ergebnis der Biopsie und deren Interpretation sollten möglichst von einem nephrologisch Erfahrenen mitgeteilt werden. Dabei bietet sich oft eine gute Gelegenheit, auch die weitere Therapie und Prognose des Nierenleidens mit dem Patienten bzw. dessen Eltern zu diskutieren.

Die notwendigen *Voruntersuchungen,* deren Resultat zum Zeitpunkt der Biopsie vorliegen muß, umfassen: Intravenöse Urographie zur genauen Lage- und Größenbestimmung, Serumharnstoff und -Kreatinin (wenn möglich, auch Glomerulusfiltrationsrate), Blutbild inklusive Thrombozyten, Blutungs-, Gerinnungs- und Prothrombinzeit (evtl. zusätzlich Thrombelastogramm). Auf jeden Fall sollten die Blutgruppen bekannt sein, außerdem ist eine Blutkonserve zur eventuellen Transfusion bereitzuhalten. Thorax-Röntgenbild und EKG sind nur dann zu fordern, wenn die Biopsie in Allgemeinnarkose erfolgt.

Die Frage, welche Form von *Anästhesie* zu verwenden ist, muß sich hauptsächlich nach dem Alter des Kindes sowie nach den lokalen Verhältnissen richten. Sie wird an anderer Stelle dieses Bandes näher diskutiert. Persönlich haben wir der allgemeinen Inhalationsnarkose bisher den Vorzug gegeben, weil sie demjenigen, der die Biopsie durchführt, beim Eingriff eine größere Sicherheit gibt. Durch die künstliche Beatmung, die vom Anästhesisten gesteuert wird, ist die Gefahr einer Blutung infolge Verletzung der kapselnahen Gefäße geringer. Außerdem wird gerade bei Kindern, die schon früher Eingriffe in Lokalanästhesie durchgemacht haben, die Nierenpunktion im Wachzustand häufig nicht akzeptiert. Bei Vollnarkose ist darauf zu achten, den Patienten genügend lange vor dem Eingriff nüchtern zu lassen und gegebenenfalls schon vor Überführung in den Operationsraum eine Infusion anzulegen, was vor allem bei Kindern mit erhöhtem Wasserbedarf wichtig ist. Zur Prämedikation wird meistens Atropin verwendet. Als Sedativa haben sich Pethidin und Diazepam bewährt.

Lagerung. Das Kind wird in Bauchlage auf den Untersuchungstisch gebracht, der in den meisten Fällen aus dem verschiebbaren Unterteil des Röntgengerätes besteht. Als Gegenlager wird ein festes Kissen oder eine z. B. durch zusammengerollte Windeln individuell hergestellte Rolle unter das obere Abdomen gegenüber dem Einstichpunkt geschoben. Das Kissen bzw. die Rolle sollten etwa so breit sein, daß die Krümmung des Rückens im entsprechenden Wirbelsäulenbereich gerade aufgehoben wird (Abb. 2).

Wenn das Kind gut gelagert ist, wird ein Gefäßzugang (möglichst in der Ellenbeuge oder an der Hand) geschaffen, durch den die Narkose gesteuert und das Kontrastmittel zur i.v.-Urographie gespritzt werden können. Nach Intubation wird der Rücken mit steriler Lösung abgewaschen. Die Punktionsstelle wird sodann mit einem selbsthaftenden sterilen Transparent bedeckt, das in der Mitte ein Loch besitzt (z. B. Steri-Drape), dessen Zentrum möglichst genau über der Stichstelle liegen sollte. Der übrige Rücken und

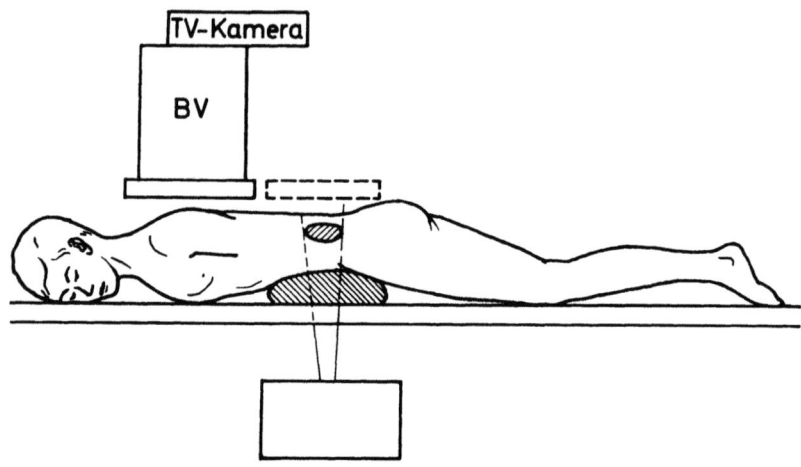

Abb. 2. Lagerung des Patienten bei perkutaner Nierenbiopsie. Der Obertisch-Bildverstärker (BV) bei der Biopsie muß zeitweise von einer zweiten Person zur Seite gefahren werden (aus: Bressel M (1971) Urologe B. 11: 128)

das Gesäß kranial und kaudal von der Stichstelle werden mit sterilen Rüchern abgedeckt. Von diesem Zeitpunkt an sollte der Operateur im sterilen Operationsmantel und mit sterilen Handschuhen arbeiten.

Die *Punktionsstelle* projiziert sich auf den rechten oder linken unteren Nierenpol, dessen Lage in bezug auf die Wirbelsäule und die untersten Rippen am besten aus der im Operationsraum aufgehängten Urographie ersichtlich ist. Die Höhe des unteren Nierenpols kann auch direkt palpatorisch in etwa abgeschätzt werden: sie befindet sich gewöhnlich 1 bis 2 cm unterhalb der 12. Rippe und knapp lateral vom Rand des kräftigen M.erector trunci. Persönlich bevorzugen wir bei normalen anatomischen Verhältnissen und bei erstmaliger Punktion die rechtsseitige Niere, da sie – beim Stand des (rechtshändigen) Operateurs auf der linken Körperseite – im Vergleich zur gegenseitigen Niere leichter und sicherer anzuzielen ist. Auf jeden Fall dürfen innerhalb ein und derselben Sitzung Punktionsversuche nur immer an einer einzigen Niere vorgenommen werden.

Die *Lokalisation* der zu punktierenden Niere geschieht heute, abgesehen vom noch wenig praktizierten Ultraschallverfahren (Bahlmann 1978), am sichersten mittels Durchleuchtung mit einer *Bildverstärker-Fernsehkette* nach i.v. Gabe von 1 ml/kg hochprozentigen Kontrastmittels. Letzteres wird bei Vollnarkose am besten unmittelbar nach Intubation und bei Lokalanästhesie nach Injektion des Anästhetikums injiziert, wodurch für den Operateur bis zur Nierendarstellung noch genügend (5 bis 10 Min.) Zeit verbleibt, die übrigen Vorbereitungen zu treffen.

Nach einer kleinen (ca. 5 mm langen) Hautinzision mit dem Skalpell über dem unteren Nierenpol wird zur *Exploration* eine dünne Lumbalpunktionsnadel in der Sagittalebene leicht kranialwärts auf die Gegend knapp oberhalb des unteren Nierenpols zu eingeführt, bis beim Durchdringen der Nierenkapsel ein stärkerer Widerstand spürbar wird. Keinesfalls sollte die Nadel medialwärts geführt werden, da dadurch leicht die großen Gefäße des Nierenhilus bzw. aberrierende Äste derselben verletzt werden könnten. Der Kapselwiderstand ist sehr unterschiedlich, je nach Alter und Art der Nierenerkrankungen (z. B. bei Patienten mit aktivem nephrotischem Syndrom gering, bei Nephrokalzinose jedoch stark). Die Explorationsnadel wird soweit eingeführt, bis die Nierenkapsel eben gerade durchstoßen ist.

Unmittelbar vor dem Einstich wird der Obertischbildverstärker von einer assistierenden Person genau über die Explorationsnadel und später entsprechend auch über die Punktionsnadel gefahren. Während der Operateur mit der Nadel vordringt, muß er mittels kurzen *Durchleuchtungen* in regelmäßigen Abständen die Stichtiefe und -richtung prüfen. Dabei ist besonderes Augenmerk auf die *atemsynchrone kraniokaudale Bewegung der Punktionsnadel* zu richten, die sowohl im Bildverstärker als auch direkt an der Nadel über dem Rücken feststellbar ist. Diese Bewegung ist erst dann deutlich zu beobachten, wenn die Nierenkapsel angestochen oder durchstoßen ist.

Die *Tiefe* des Einstichs, das heißt die Distanz zwischen Haut und Nierenkapsel wird mittels eines Maßstabs aus Stahl gemessen, und als Richtlinie für die Einstichtiefe der eigentlichen Punktionsnadel genommen. Während der Einstiche, sowohl mit der Explorationsnadel als mit der eigentlichen Punktionsnadel, sollte vom Patienten von Zeit zu Zeit auf Befehl der Atem in Inspirations- oder Mittelstellung angehalten werden.

Es leuchtet ein, daß zu einer gut gezielten Punktion ohne Narkose eine *aktive Kooperation* durch promptes Anhaltenkönnen der Atmung notwendig ist. Jede unkontrollierte Bewegung kann die Nierenkapsel aufspießen. Wenn eine Kooperation aus Alters- oder anderen Gründen nicht möglich ist, sollte u. E. auf eine perkutane Biopsie verzichtet werden. Wenn eine Vollnarkose verwendet wird, kann die Atemruhe jederzeit durch entsprechende Instruktion des Anästhesisten erzeugt werden.

Falls man den Eindruck gewinnt, daß die Nadel *zu tief* durch die Nierenkapsel eingedrungen sei, sollte sie in kleinen Schritten so lange zurückgezogen werden, bis die Übertragung der Atemexkursionen auf die Nadel verschwindet. Damit wird vermieden, daß eine allzugroße Stichtiefe abgemessen und anschließend bei der Gewebeentnahme vorwiegend Nierenmark statt -rinde gewonnen wird. Wenn die Atemexkursionen nicht deutlich sind, wird die Explorationsnadel am besten herausgezogen und in günstigerer Richtung neu eingestochen.

Wenn durch die Exploration mit der Lumbalpunktionsnadel Stichtiefe und -richtung festgestellt worden sind, wird der gleiche Vorgang mit der eigentlichen *Punktionsnadel* unter Durchleuchtungskontrolle wiederholt. Als Punktionsnadel zur Gewinnung von Nierengewebe ist die Trucut-Einmalnadel zu empfehlen, die in drei Größen vorliegt (Abb. 3). Bei der Größenwahl der Nadel sollte darauf geachtet werden, daß deren Gewicht vom umgebenden Gewebe genügend gestützt wird, damit die Nadel nicht seitlich abgleitet. Vom 3. Lebensjahr bis zum Pubertätsbeginn kann in der Regel die mittlere Größe der Trucut-Nadel verwendet werden, bei muskelkräftigen oder sehr adipösen Kindern ist gelegentlich schon vor der Pubertät das größte Modell angezeigt.

Das Prinzip der *Trucut-Einmalnadel* besteht in einem Abschermechanismus, welcher demjenigen der früher häufig gebrauchten Vim-Silvermann-Nadel ähnlich ist (Abb. 4). Beim Vorstoßen der Nadel wird ein Gewebezylinder ausgestanzt, der durch 2 Bewegungen abgeschert und in den 20 mm knapp hinter der Spitze gelegenen Hohlraum aufgenommen wird. Bei der Gewebsentnahme ist darauf zu achten, daß die innere Nadel nach der ersten Bewegung in der horizontalen Ebene nicht verschoben wird.

Der Vorteil der Trucut-Einmalnadel liegt vor allem darin, relativ große, scharf geschnittene und unzerquetschte Nierenzylinder zu liefern, die dem

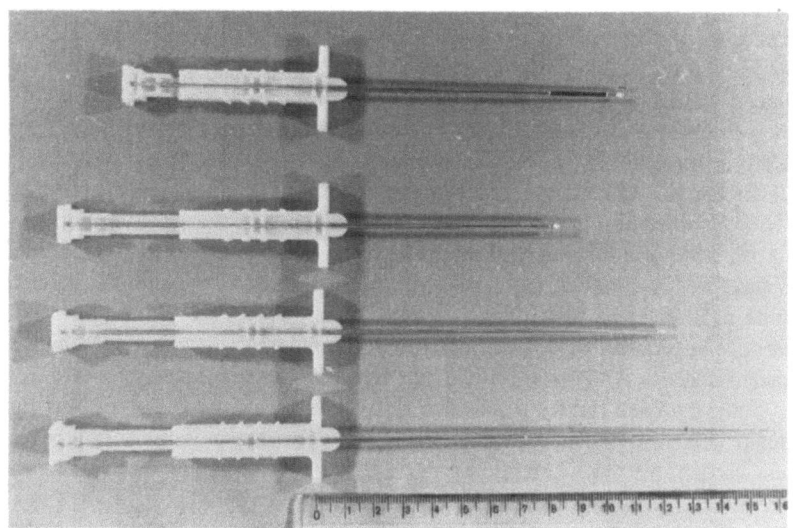

Abb. 3. Trucut-Einmalnadel (Fa. Travenol). Die drei Ausführungen der Nadel (links) haben eine Länge von 15,2, 11,4 und 7,5 cm. Rechts ist die kleinste Ausführung mit vorgeschobenem innerem Nadelteil (»obturator«) abgebildet

Pathologen meistens eine eindeutige histologische Diagnostik erlauben (White und Jivani 1974). Die Ausbeute ist nach unseren Erfahrungen im Vergleich zur früher verwendeten White'schen Modifikation der Vim-Silvermann-Nadel im Durchschnitt größer. Selbstverständlich hängt die Ausbeute mit der Trucut- wie mit anderen Nadeln auch davon ab, wie und wo punktiert wird. Bei anfänglichen Fehlpunktionen wird gewöhnlich die Nierenkapsel vom Operateur zu wenig sicher registriert. Bei Verdacht auf interstitielle Nierenläsionen oder vorwiegend juxtamedulläre Glomerulusveränderungen sollte der offenen chirurgischen Biopsie der Vorzug gegeben werden, da durch die perkutane Punktion das entsprechende Gewebe kaum gezielt erreicht wird.

Die *Anzahl* der notwendigen bzw. erlaubten *Einstiche* ist unter Nephrologen ein umstrittenes Problem, wie die in diesem Buch vorgestellte Umfrage gezeigt hat. In praxi dürften in der Regel zwei Punktionszylinder für eine vollständige Beurteilung mit dem Licht- und Elektronenmikroskop sowie für eine immunpathologische Untersuchung ausreichend sein. In der gleichen Sitzung sollten nicht mehr als drei Einstiche stattfinden. Nach unserer Erfahrung nehmen aber die Komplikationen mit der Anzahl der Einstiche in der gleichen Sitzung nicht zu (Wenning 1975).

Nach jedem Einstich sollte die Nadel mit steriler physiologischer Koch-

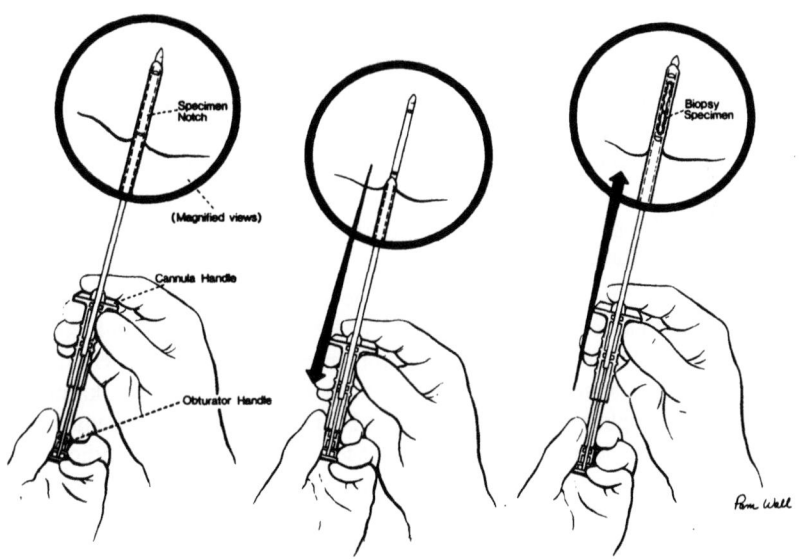

Abb. 4. Nadelführung bei Durchführung von Nierenbiopsie mit der Trucut-Einmalnadel (Fa. Travenol)

salzlösung abgewaschen werden. Ferner sollte die Punktionsstelle sofort nach dem letzten Einstich durch festen Handdruck mindestens 5 Min. lang komprimiert werden.

Die *Nachsorge* nach einer perkutanen Nierenbiopsie ist für die Vermeidung bzw. Früherkennung von Komplikationen von ausschlaggebender Bedeutung. Am besten geschieht die Nachsorge unter Verantwortung des Operateurs durch dieselbe Schwester, welche die Biopsie assistiert hat. Nach Umlagerung des Patienten auf den Rücken, was am besten nach dem Aufwachen noch im Operationsraum geschieht, soll während 18 bis 24 Stunden ein festes Kissen oder eine Rolle unter die Punktionsstelle geschoben werden mit der Anweisung, gerade darauf liegen zu bleiben. Bei Unruhe ist das Kind entsprechend zu sedieren (z. B. mit Valium). Bei Fehlen einer Makrohämaturie kann die Bettruhe auf 24 Stunden nach dem Eingriff begrenzt werden.

Derselbe Gefäßzugang, der für die Narkose gelegt wurde, kann zur i.v. *Flüssigkeitszufuhr* über die nächsten 12 bis 24 Stunden verwendet werden. Die Menge der Flüssigkeit sollte, zur Vermeidung einer Koagelbildung in den ableitenden Harnwegen etwa zweimal so hoch wie normal angesetzt werden. Mit Ausnahme von oligurischen Patienten (z. B. nephrotisches Syndrom) können zweckmäßigerweise vorher auch Diuretica verabreicht werden. Neben der intravenösen Zufuhr soll sobald wie möglich auch oral Flüssigkeit gegeben werden. Es ist darauf zu achten, daß die Nachtschwester, welche die Betreuung des Kindes übernimmt, über die Überwachungsmaßnahmen durch die Biopsieschwester genau informiert ist.

Die *Kontrolluntersuchungen* nach einer perkutanen Nierenbiopsie umfassen eine sorgfältige Palpation des Abdomens in den ersten Stunden nach Punktion zur Erfassung eines (oft druckdolenten) perirenalen Hämatoms, eine laufende Kontrolle der einzelnen Urinportionen während 24 Std. (Volumen, Beurteilung der Urinfarbe, Sangurtest) und regelmäßige Kontrollen von Puls und Blutdruck.

Am Morgen nach dem Eingriff ist eine zytologische Urinuntersuchung und eine Blutbildkon.-trolle zu empfehlen. Bei Auftreten von Tachykardie, Blutdruckabfall oder starken lokalen Schmerzen sollte sofort eine Hämoglobinbestimmung angeordnet werden. Durch diese Maßnahmen kann die wichtigste Komplikation der perkutanen Nierenbiopsie, das perirenale Hämatom, meistens schon früh vermutet werden. Dieses kann gelegentlich subjektiv vollkommen sym-ptomlos verlaufen. Meistens tritt hierbei jedoch eine Makrohämaturie auf.

Falls eine *Makrohämaturie über 24 Std.* anhält, soll die Bettruhe verlängert und die hohe Flüssigkeitszufuhr weitergeführt werden. In solchen Fällen sind auch weitere regelmäßige Kontrollen von Blutbild, Puls und Blutdruck notwendig. Zum Ausschluß eines perirenalen Hämatoms wird bei protrahierter Hämaturie oder Schocksymptomen schon frühzeitig eine Urographie oder Nierensonographie durchgeführt.

Literatur

Bahlmann J (1978) Methoden und Ergebnisse bei der Nierenbiopsie unter sonografischer Lokalisation. Nieren- und Hochdruckkrankheiten 7: 188
Brandis M (1978) Nierenbiopsie bei Kindern. Indikationen, Kontraindikationen und Technik. Nieren- und Hochdruckkrankheiten 7: 179
Brass H (1978) Die perkutane Nierenbiopsie. Nieren- und Hochdruckkrankheiten 7: 171
Kark R M (1968) Renal biopsy. JAMA 205: 220
Natusch R (1978) Komplikationen der perkutanen Nierenbiopsie. Nieren- und Hochdruckkrankheiten 7: 215
Primack W A, Edelmann C M (1978) Technique of renal biopsy. In: Edelmann, C. M. jr. (ed.) Pediatric kidney disease, Vol. 1, Little Brown Co., Boston, S. 262
Thoenes W, Thoenes G H, Anders D, Rumpelt H J (1978) Nierenbiopsie – Methodische Voraussetzungen zur vollen Nutzung der diagnostischen Aussagekraft. Nieren- und Hochdruckkrankheiten 7: 198
Wenning W (1975) Die perkutane Nierenbiopsie im Kindesalter. Dissertation, Universität Heidelberg
White R H R, Jivani S K M (1974) Evaluation of a disposable needle for renal biopsy in children. Clin. Nephrology 2: 120

Technik und Indikation der lumboskopischen Nierenbiopsie
H. Sommerkamp, Freiburg i. Br.

Die bioptische Entnahme von Nierengewebe zur Diagnostik und Verlaufskontrolle von Nierenerkrankungen gehört seit langem zum festen Rüstzeug der modernen Nephrologie. Methodisch stehen sich zwei konkurrierende Verfahren gegenüber, die sich hinsichtlich Aufwand, diagnostischer Treffsicherheit und Komplikationsquote unterscheiden: die geschlossene perkutane Nadelbiopsie und die offene chirurgische Parenchymexzision aus der Nierenrinde. Während die perkutane Biopsie die unbestrittenen Vorteile der geringen Belastung des Patienten, der leichten Wiederholbarkeit und des Wegfalls eines regulären chirurgischen Eingriffs hat, wird ihr jedoch eine geringere Treffsicherheit, eine oft quantitativ unzureichende Materialausbeute und eine höhere Komplikationsquote angelastet. Die Indikation zur konventionellen offenen Biopsie wird vielfach erst gestellt, wenn perkutane Punktionsversuche erfolglos verlaufen sind, eine Lageanomalie der Niere vorliegt oder Gefahren von seiten der Hämostase zu befürchten sind. In dem Bestreben, die offene chirurgische Nierenbiopsie durch ein einfacheres, jedoch gleichermaßen verläßliches Verfahren abzulösen, entwickelten wir 1974 [8] die halboffene lumboskopische Biopsietechnik, die gegenüber der offenen Biopsie die Vorteile des wesentlich geringeren chirurgischen Traumas, der kosmetisch günstigeren kleinen Hautnarbe, der kurzen Operationszeit und des geringen Personalaufwandes hat.

Geschichtliches

Die Lumboskopie als diagnostische und therapeutische Methode zur Exploration des lumbalen Retroperitoneums wurde vom Autor 1974 inauguriert [8]. Sie wurde in Anlehnung an mediastinoskopische Techniken entwickelt, bei denen gleichermaßen in nicht präformierten Hohlräumen des Körpers endoskopisch operiert wird. Vorläufer der Lumboskopie waren halboffene Verfahren einiger Autoren [3, 6, 7], die von einer kleinen lumbodorsalen Inzision die Niere operativ freilegten und unter Sicht, jedoch ohne endoskopische Mittel, Exzisionen aus der Nierenrinde entnahmen. Diese Verfahren sind heutzutage obsolet. Die »Retroperitoneoskopie«, die von Wittmoser 1973 [13] vorgestellt wurde, ermöglicht die Endoskopie des pelvinen Retroperitoneums mittels CO_2-Insufflation. Dieses relativ komplizierte Verfahren

wurde von Bartel [2] vereinfacht, der auf die CO_2-Anwendung verzichtete und analog dem lumboskopischen Verfahren das pelvine Retroperitoneum inspizierte. Die Synthese der Vorzüge dieser Vorläufermethoden verleihen der Lumboskopie folgende Charakteristika:
- Zugang zum oberen Retroperitoneum auf direktem und kürzestem Wege,
- Endoskopie des lumbalen Retroperitoneums,
- digitale Palpationsmöglichkeit im Operationsgebiet.

Das zuletzt erwähnte Merkmal hat sich für die schnelle Lokalisation und Biopsie bei der Nierenbiopsie als wesentlich und erleichternd herausgestellt.

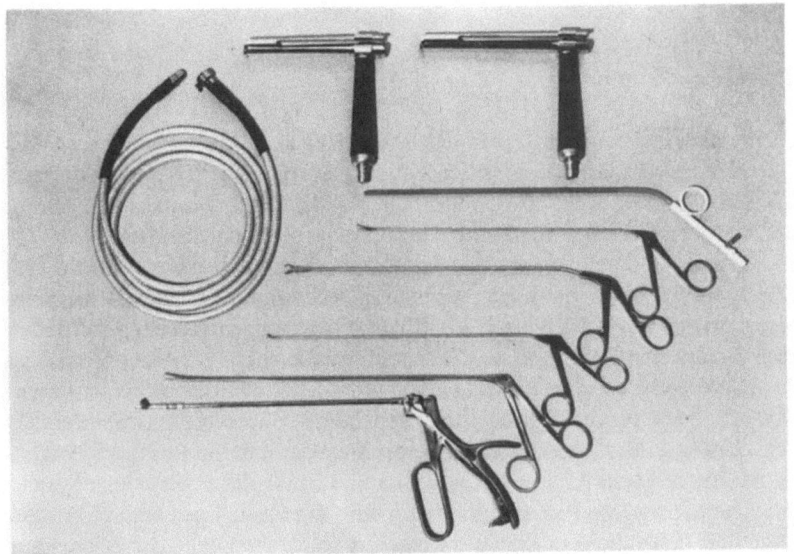

Abb. 1. Instrumentarium

Zur Duchführung lumboskopischer Eingriffe sind 3 Gruppen von Instrumenten erforderlich:
- Allgemeines Operationsbesteck für Inzision und Wundverschluß,
- lumboskopische Instrumente (Fa. Wolf, Knittlingen, BRD),
- spezielle endoskopische Instrumente (zur Nierenzysten-Endoskopie) [11].

Das allgemeine Instrumentarium umfaßt 2 Langenbeck-Haken verschiedener Größe sowie einen angeschärften Deschamps-Fadenhalter zum

Wundverschluß, darüber hinaus hämostyptische Gaze und Nahtmaterial zur Intrakutannaht.

Das lumboskopische Instrumentarium (Abb. 1) umfaßt Lumboskope verschiedener Schaftlänge, 2 Sauger-Ansätze, darunter einen mit Isolation und Elektrodenspitze zur Koagulation. Außerdem werden endoskopische Scheren und Klemmen sowie Biopsiezangen benötigt. Anstelle der früher verwendeten Gasteyer-Zangen [4] werden heutzutage entweder (Travenol)-Trucutnadeln oder die Biopsienadel nach Hamann verwendet [5]. Die Instrumente zur Nierenzysten-Endoskopie umfassen reguläre Blasenzystoskope mit verschiedenen Winkeloptiken; der Füllstab des Endoskops wird für die Nierenzysten-Endoskopie durch einen Spezialtrokar mit zentraler Bohrung und Nadelspitzenfortsatz ersetzt.

Technik der Lumboskopie

Lumboskopische Eingriffe werden in der Regel in Allgemeinnarkose und Operationsbedingungen in linker Seitenlagerung des Patienten durchgeführt. Die rechte Niere wird wegen der physiologisch kaudaleren Position bevorzugt. Bei Risikofällen und Kurzzeiteingriffen (paranephritischer Abszeß) kann die Operation auch in Lokalanästhesie durchgeführt werden. Das Operationsgebiet wird in einer Ausdehnung von etwa 10 x 10 cm steril abgedeckt. In der Regel wird der Eingriff vom Operateur mit einem Assistenten zum Halten des Lumboskops durchgeführt. Bei entsprechender Übung ist der Eingriff jedoch ohne weiteres allein unter Mitarbeit der instrumentierenden Schwester durchzuführen. Ein 2,5 cm langer Hautschnitt wird unterhalb der 12. Rippe im lumbodorsalen Gebiet angelegt und die Lumbodorsalfaszie nach stumpfem Abdrängen von Fett und Muskulatur gespalten. Sobald das retroperitoneale Fett sichtbar wird, wird der Zeigefinger eingeführt und Lage und Beweglichkeit der Niere palpiert sowie die Dicke der Nierenfettkapsel beurteilt. Bei normaler Nierenposition stößt man bei diesem Zugang auf die laterale Kante des mittleren bis unteren Nierendrittels. Beim Kind ist der rechte Leberlappen häufig sehr nahe der Niere lokalisiert, so daß hier sorgfältig vorgegangen werden muß, um keine Fehlbiopsien durchzuführen. Der palpierende Finger wird dann durch den zunächst kürzesten Lumboskopschaft ersetzt, das Nierenkapselfett inzidiert und mit dem Präpariersauger von der Nierenoberfläche abgeschoben (Abb. 2). Bei abnormer Lagebeweglichkeit der Niere muß durch den Assistenten ein Gegendruck vom Abdomen her auf die Niere ausgeübt werden. Nach Freilegung mindestens 1 cm^2 der Nierenoberfläche kann die Biopsie dann mit einer der beschriebenen Nadeln durchgeführt werden. Nach Entnahme der Proben wird das Ausmaß der Blutung endoskopisch überprüft und in der Regel ein kleines

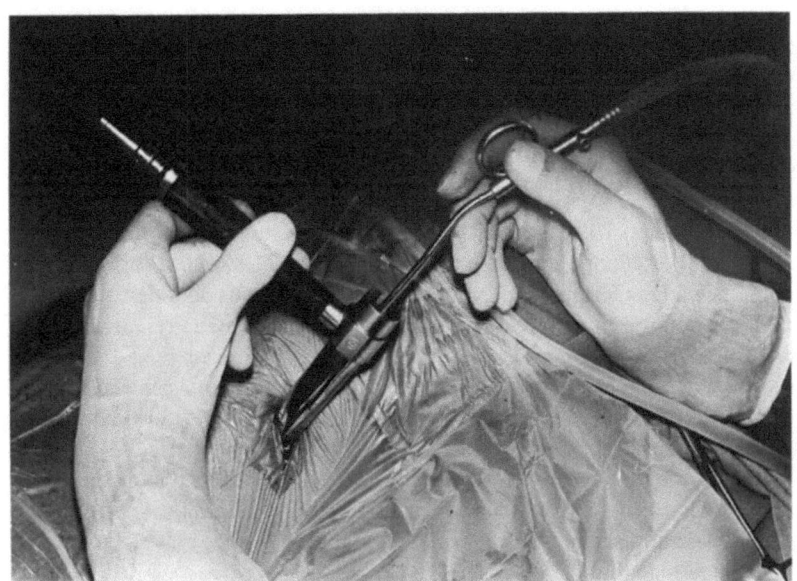

Abb. 2

Stück hämostyptischer Gaze eingelegt. Arterielle Blutungen werden über den Koagulationssauger gestillt bzw. durch lokale Kompression unter Sicht. Nach Beendigung der Biopsie Einlegen einer Redondrainage und Verschluß der Muskulatur mit ein- bis zwei durchgreifenden Muskelnähten mittels des speziellen Deschamps-Fadenführers. Intrakutannaht. Steriler Verband. Entfernen der Drainage am 1. bis 2. Tage nach dem Eingriff.

Indikationsgebiet

Der lumboskopische Zugang zum rechten (bzw. linken) oberen Retroperitoneum ermöglicht eine Reihe von diagnostischen und/oder therapeutischen Maßnahmen:
- Halboffene Nierenbiopsie,
- Nierenzysten-Endoskopie,
- retroperitoneale Biopsie,
- Abszeßdrainage.

Kontraindikationen: Lageanomalien der Niere schließen im allgemeinen die lumboskopische Methode aus. Wiederholte Lumboskopien an der gleichen Niere sind entgegen anfänglichen Befürchtungen ohne weiteres möglich und wurden von uns in 3 Fällen erfolgreich durchgeführt. Bei Verdacht auf einen Nierentumor ist die Lumboskopie als Diagnostikum nicht indiziert. Bei zystischen raumfordernden Prozessen der Niere ist der Einsatz der Methode zum Ausschluß der Kombination Nierenzyste mit Tumor jedoch sinnvoll.

Krankengut

Im Zeitraum von 1974 bis Mai 1979 wurden 258 lumboskopische Eingriffe an unserer Abteilung durchgeführt, davon waren 219 lumboskopische Nierenbiopsien. Das Krankengut stammte überwiegend aus dem Zentrum Innere Medizin und Zentrum Kinderheilkunde der Universität Freiburg. Die Indikation zur Biopsie wurde bei den nephrologischen Krankheitsbildern jeweils von den Internisten bzw. Pädiatern gestellt. In den meisten Fällen wurde primär eine halboffene Biopsie gewünscht; bei 11% der lumboskopischen Biopsien war ein erfolgloser perkutaner Punktionsversuch vorausgegangen. Die histologische bzw. immunhistologische Untersuchung des Biopsiematerials wurde im Pathologischen Institut der Universität Freiburg ausgeführt. Die klinischen Diagnosen, die Anlaß zur Biopsie gaben, lauteten in der Reihenfolge ihrer Häufigkeit:
- Akute bzw. chronische Glomerulonephritis,
- Pyelonephritis,
- Lupus erythematodes,
- nephrotisches Syndrom,
- unklare Nephropatie usw.

Tabelle 1. Alters- und Geschlechtsverteilung des Krankengutes

Alter	männlich	weiblich
bis 10	9	12
11–20	11	16
21–40	37	49
über 40	47	38
	104	115 = 219

Die 219 lumboskopischen Nierenbiopsien wurden bis auf 13 Ausnahmen sämtlich aus der rechten Niere entnommen. Bei 3 Patienten wurden auf der gleichen Seite in Abschnitten von mehreren Monaten Rezidiv-Lumboskopien zur Verlaufskontrolle durchgeführt.

Ergebnisse

Bei den von uns durchgeführten lumboskopischen 219 Nierenbiopsien gelang es stets, ausreichendes bioptisches Material zur histologischen und immunhistologischen Untersuchung zu entnehmen (1 Fehlbiopsie). In 4 Fällen war aus technischen Gründen eine Schnitterweiterung und Fortsetzung des Eingriffs in Form einer offenen Biopsie erforderlich. Der Eingriff verlief bei den meisten Patienten ohne Besonderheiten oder Schwierigkeiten, die Niere zu lokalisieren oder endoskopisch darzustellen. Bei einigen Patienten mit ungewöhnlich hochstehender oder mobiler Niere war es erforderlich, den längsten Lumboskopschaft zu benutzen bzw. die Niere durch manuellen Gegendruck durch den Assistenten zu fixieren. Die durchschnittliche Operationszeit betrug 20 Minuten, jedoch waren Zeiten von 10 bis 12 Minuten bei schlanken Patienten leicht zu erreichen.

Tabelle 2. Zahl der Glomerula im Biopsiematerial (Stichprobe von 83 Biopsien [9])

Zahl der Glomerula:	10	10–20	20–30	30–40	40
Biopsieproben:	1	59	8	10	5

Bei allen Patienten wurde das entnommene Nierengewebe histologisch und immunhistologisch untersucht. Das Material war in allen Fällen für die histologische Untersuchung ausreichend, in 4 Fällen stand jedoch für die immunhistologische Untersuchung nicht genügend Material zur Verfügung. Die Zahl der Glomerula, die zur Beurteilung der Schnitte zur Verfügung stand, war bis auf einen Fall stets größer als 10 (Tabelle 2). Da durch den Effekt der Gasteyer-Biopsiezangen häufig Artefakte im histologischen Präparat beobachtet wurden, empfiehlt sich derzeit die Biopsie mit einer Trucut-Nadel oder der Nadel nach Hamann [5].

Postoperative Komplikationen

Eine Übersicht über die Komplikationen nach lumboskopischer Biopsie ist in Tabelle 3 wiedergegeben. Bei einem Viertel der Fälle kam es zu postoperativer Temperatursteigerung, ohne daß dies auf einen lokalen Wundinfekt zurückgeführt werden konnte. Eigentliche Wundheilungsstörungen traten bei 4,5% der Lumboskopierten auf. Bei 2 Patienten beobachteten wir eine passagere Urinfistel über die Redondrainage. Eine Makrohämaturie lag mit 3,6 % unterhalb der Häufigkeit, wie sie bei perkutanen Biopsien beobachtet wird.

Tabelle 3. Intra- und postoperative Komplikationen

I. Intraoperative Komplikationen	n
Fehlbiopsie	1
starke Nierenblutung	6
Peritonealeröffnung	4
Schnitterweiterung zur offenen Biopsie	4
II. Postoperative Komplikationen	%
Temperatursteigerung	26,4
Wundheilungsstörungen	4,5
Makrohämaturie	3,6
Verschiedenes (Pneumonie, passagere Urinfistel, Hypertension)	2,3

Diskussion

Mit der 1974 von uns inaugurierten Lumboskopie-Technik zur halboffenen Nierenbiopsie sollte kein Konkurrenz-Verfahren zur perkutanen Nadelbiopsie geschaffen werden, sondern eine Vereinfachung und Verbesserung der u. E. unverhältnismäßig traumatischen Methode der konventionellen offenen Biopsie. Die technische Durchführung der lumboskopischen Biopsie gestaltet sich unter Verwendung des speziellen Instrumentariums durchweg problemlos [9, 10, 12]; auch Schrumpfnieren und sehr hochstehende Nieren können mit entsprechend langen Schäften erreicht werden. Lediglich bei abnormer Lagebeweglichkeit bereitet die Einstellung der Organoberfläche gelegentlich Schwierigkeiten, da die Niere dem Andruck des Schafts ausweicht. Der zeitraubendste Teil der Biopsie ist das Abpräparieren der Fettkapsel von der Nierenoberfläche, besonders bei entzündlicher Verschwielung oder Adipösen. Die Oberfläche muß jedoch in einer Ausdehnung von etwa 1 cm^2 freigelegt werden, um im Fall einer Blutung nach Entnahme der ersten Biopsieprobe nicht die Übersicht zu verlieren. Die Tatsache, daß es bei allen Untersuchten (eine Fehlbiopsie) gelang, ausreichendes bioptisches Material zu gewinnen, zeigt, daß es sich bei der lumboskopischen Technik um ein der offenen Biopsie gleichwertig zuverlässiges Verfahren handelt. Diese Möglichkeit, quantitativ großzügig Material zu gewinnen, begründet in erster Linie die Berechtigung der offenen und halboffenen Methoden, da zu einer Primärdiagnose mit ausreichenden Gewebsmengen gearbeitet werden muß. Die kosmetischen Vorzüge und das geringere Operationstrauma des lumboskopischen Zugangs gegenüber der konventionellen Technik sind um so offensichtlicher, je fettleibiger der Patient ist. Die Schnittlänge kann bei offener Biopsie an einem hochgradig Adipösen kaum unter 6–8 cm gehalten werden, beim offenen Verfahren beträgt sie unverändert 2,5 cm.

Lumboskopie beim Kind

Obwohl in unserem Krankengut 21 Kinder unter 10 Jahren enthalten sind, die wir lumboskopisch biopsiert haben, muß eingeräumt werden, daß die Vorzüge der lumboskopischen Technik beim Kind nicht gleichermaßen offensichtlich wie beim Erwachsenen sind. Bei dem geringen Abstand der Nierenoberfläche zum Hautniveau beim Kind, der in vielen Fällen nur 3 cm beträgt, kann unter Verwendung von Langenbeck-Haken und einem 2,5 cm Schnitt eine Biopsie auch ohne Verwendung des Lumboskops durchgeführt werden. Da wir bislang keine speziell kurzen Schäfte für Kinder anfertigen ließen, ist die Schaftlänge des kürzesten von uns verwendeten Lumboskopschaftes beim Kind häufig noch zu lang und schafft eine größere präparatorische Distanz zum Zielgebiet, als dies erforderlich wäre.

Bei den postoperativen Komplikationen fällt besonders die häufige Temperatursteigerung auf, die wir bereits bei offen Biopsierten in 36 % der Fälle beobachtet hatten [10] und die auch von Antrup [1] beschrieben wurde. Bis auf die wenigen Fälle, bei denen ein bakterieller Infekt nachgewiesen wurde, findet diese Temperatursteigerung bisher keine hinreichende Erklärung (aseptisches Resorptionsfieber?). Eindrucksvoll war die geringe Zahl an postoperativer Makrohämaturie im Vergleich zur perkutanen Nadelbiopsie. Der Unterschied erklärt sich durch die Entnahmetechnik mit geringerer Einstichtiefe bei der optisch kontrollierten halboffenen Biopsie.

Zusammenfassung

Bei der lumboskopischen Nierenbiopsie handelt es sich um ein Verfahren der optisch kontrollierten halboffenen Entnahme von Nierengewebe. Die Erfahrung an 258 lumboskopischen Eingriffen, darunter 219 lumboskopische Nierenbiopsien, zeigt, daß es sich um ein sicheres und komplikationsarmes Verfahren mit ausreichender Materialgewinnung zur nephrologischen Diagnosestellung handelt. Die deutlich günstigeren Fakten belegen die Überlegenheit der lumboskopischen Technik, die damit alle Voraussetzungen erfüllt, die reguläre offene chirurgische Biopsie abzulösen.

Literatur

1. Antrup F, Nielsen F U, Pindborg T, Thybo E (1971) Aben nyrebiopsy. Nordisk Med 86: 859
2. Bartel M (1969) Die Retroperitoneoskopie. Zbl Chir 94: 377
3. Campos-Freire G, Seraphim S, Montellato N (1963) Small open kidney biopsy: Technique, experience with 250 cases. J Urol 89: 357

4. Gasteyer K H (1967) Die perineale Prostatabiopsie. Urologe A 6: 340
5. Hamann F, Bischoff W, Rohrbach R (1979) (Halb)-offene Nierenbiopsie: Eine neue Biopsiestanze. Urologe A 18: 33
6. Hamburger J (1958) La technique de biopsie rénale, utilisée à l'Hôpital Necker. Presse Méd 66: 1451
7. Löfgren S, Snellman B (1957) Instrument and technique of kidney biopsy. Act Med Scand 157: 93
8. Sommerkamp H (1974) Lumboskopie: Ein neues diagnostisch-therapeutisches Prinzip der Urologie. Acta Urol. 5: 183
9. Sommerkamp H, Seith U, Wagner S (1976) Die lumboskopische Nierenbiopsie. Med Klin 71: 1940
10. Sommerkamp H, Hederer R, Wagner S (1976) Vergleichende Studie zwischen offener und halboffener (lumboskopischer) Technik. Urologe A 15: 288
11. Sommerkamp H (1977) Nierenzysten-Endoskopie. Act Urol 8: 187
12. Uthmann U, Terhorst B (1979) Klinische Erfahrungen mit der lumboskopischen Nierenbiopsie. Fortschr Med 97: 591
13. Wittmoser R (1973) Die Retroperitoneoskopie als neue Methode der lumbalen Sympathektomie. Fortschr Endosk 4: 219

Indikationen für die Nierenbiopsie bei Kindern mit nephrotischen Syndromen, Glomerulonephritis und Proteinurie/Hämaturie

A. Spitzer, New York

Die Schwierigkeiten einer exakten Diagnose zu Lebzeiten eines Patienten mit Nierenerkrankung sind Klinikern seit den Tagen Richard Bright's bekannt. Außerdem ist es seit langer Zeit klar, daß eine Nierenbiopsie zur Sicherung einer Diagnose beitragen kann. Dieses Untersuchungsverfahren wurde jedoch für den Einsatz in größerem Maßstab lange als zu gefährlich angesehen. Jungmann soll der erste Kliniker gewesen sein, der 1924 aufgrund einer Nierenbiopsie während einer Bauchoperation eine exakte pathologisch-antomische Diagnose stellte [20]. Neunzehn Jahre später berichteten Castleman und Smithwick [3] über eine große Zahl von Nierenbiopsien, die bei Patienten mit Hypertonie während einer Lumbarsympathektomie entnommen wurden. Iversen führte als erster perkutane Nierenbiopsien als Teil einer systematischen Untersuchung Nierenkranker durch [19]. Er berichtete 1949 nach 215 Biopsieversuchen bei 171 Patienten über brauchbare Materialgewinnung in 38% der Fälle. Er führte die Biopsie bei stehenden Patienten durch. Muehrcke und Mitarbeiter gingen einige Jahre später zur Biopsie bei liegenden Patienten über und verbesserten andere technische Einzelheiten des Eingriffes [28]. Diese Verbesserungen der Methoden führten zu einem erheblichen Anstieg der Erfolgsquote. Muehrcke und Mitarbeiter gewannen bei 179 Versuchen in 172 Fällen zufriedenstellende Gewebemengen. Dabei wurden keine Komplikationen beobachtet.

Drei Haupteinwände sind gegen Nierenbiopsien vorgetragen worden: [1] die Blutungsgefahr, [2] die Gefahr der Verbreitung oder Einschleppung einer Infektion und [3] das Risiko der Gewinnung eines für die Pathologie der ganzen Niere nicht repräsentativen kleinen Gewebspartikelchens. Die beiden ersten Einwände entfielen mit zunehmender Erfahrung. Den dritten Einwand untersuchten Kellow und Mitarbeiter durch Überprüfung der Korrelation zwischen der histologischen Diagnose im Biopsiegewebe und Autopsiegewebe [21]. Wie zu erwarten, war die Korrelation bei diffusen Nierenkrankheiten gut, bei Befall von Teilen des Nierenparenchyms dagegen schlecht.

Diese Arbeit wurde teilweise von den National Institutes of Health unterstützt (Grant No. 5 POL AM 14877–18 und Grant No. 5 ROL AM)

Trotz der Fortschritte in der Durchführung und Beurteilung von Nierenbiopsien zögerten noch viele Ärzte, diese Technik bei der Untersuchung von Kindern einzusetzen. Über die erste Serie von Nierenbiopsien bei Kindern wurde 1958 von Vernier und Mitarbeitern berichtet [35]. Später veröffentlichten andere Untersucher ihre Erfahrungen [5–8, 23, 37]; insgesamt stammen weniger als 15% aller Biopsien, über die in der Literatur berichtet wird, von Kindern. Hauptgrund hierfür ist die relativ geringe Zahl von Kindern mit Nierenkrankheiten. Hinzu kommt aber die Annahme, Kinder seien wegen ihrer kleinen Körpergröße und der mangelnden Mitarbeit schlechte Kandidaten für eine perkutane Biopsie. Dodge und Mitarbeitern gebührt das Verdienst, in einer 1962 publizierten Serie von Artikeln erfolgreich die Durchführung von Nierenbiopsien bei jungen Kindern propagiert zu haben. Sie zeigten, daß diese Untersuchung auch bei kleinen Kindern technisch durchführbar ist und die Aufklärung von Nierenkrankheiten fördert. Die große Erfahrung dieser Arbeitsgruppe wurde in einem 1971 erschienenen Artikel zusammengefaßt, darin wurde über 890 aufeinanderfolgende Biopsien bei Kindern berichtet. Die Erfolgsrate beim ersten Versuch war 83%; bei zwei Versuchen stieg sie auf 96% an. Kurzdauernde Komplikationen traten bei 17,3% der Patienten auf, ernstere Komplikationen bei 4,8%. Bei den Patienten dieser Serie kam es in keinem Fall zum Verlust von Nieren oder zu Todesfällen.

Erst im letzten Jahrzehnt wurde die Nierenbiopsie eine allgemein anerkannte Methode der klinischen Untersuchung bei Kindern mit bestimmten Nierenkrankheiten. Auf der Basis der umfangreichen jetzt gesammelten Erfahrungen können wir heute den Nutzen dieser Untersuchungsmethode bei bestimmten Krankheiten für diagnostische und prognostische Fragen beurteilen.

Das *nephrotische Syndrom* ist eine der häufigsten Nierenkrankheiten bei Kindern; seine Häufigkeit wird auf 1:10 000 Kinder geschätzt. Nach den von der Internationalen Studiengruppe für Nierenkrankheiten in einer prospektiven Untersuchung bei 500 Kindern mit nephrotischem Syndrom gesammelten Daten haben ungefähr 80% dieser Patienten minimale glomeruläre Läsionen. Die Kinder wurden vor jeder Behandlung biopsiert. Mit wenigen Ausnahmen führt eine intensive Behandlung dieser Kinder mit adrenalen Corticosteroiden zum Verschwinden der Proteinurie. Die übrigen 20% der Patienten zeigen uneinheitliche histologische Läsionen wie fokal-segmentale Sklerose, membranöse Nephropathie und membrano-proliferative Nephritis. Da Patienten mit diesen histologischen Befunden bei der Behandlung mit Steroiden keine Besserung zu zeigen scheinen, wäre es wünschenswert, bei Beginn des nephrotischen Syndroms festzustellen, ob minimale glomeruläre Läsionen oder eine der anderen Läsionen vorliegen. Üblicherweise benutzen Kinderärzte klinische Kriterien, um auf die zugrunde liegende histologische Läsion zu schließen. Variable wie Alter, Geschlecht, Vorhandensein oder Fehlen von Hämaturie oder Hypertonie werden allgemein als Orientierungszeichen dafür bewertet, ob ein Kind in die »minimal change« Gruppe gehört oder nicht. Es soll hier jedoch gezeigt werden, daß von diesen Variablen keine für sich allein eine zufriedenstellende Unterscheidung erlaubt. Erfolg oder Mißerfolg einer Prednison-Behandlung dürfte ein besserer Indikator der zugrundeliegenden histologischen Läsion sein.

Wenn man die Erfolgsquote von Corticosteroiden bei Kindern mit nephrotischem Syndrom und minimalen glomerulären Läsionen als eine Funktion der Zeit aufzeichnet (Abb. 1), zeigt sich, daß in der Mehrzahl der Fälle die Proteinurie innerhalb von 3 oder 4 Wochen verschwindet. Am Ende einer 4wöchigen Behandlung haben etwa 95% derjenigen Patienten, die überhaupt auf eine Steroid-Behandlung reagieren, ihre Proteinurie verloren. Somit kann man nach 4 Wochen langer Behandlung mit hoher Sicherheit vorhersagen, ob ein Kind minimale glomeruläre Läsionen hat oder nicht. Kin-

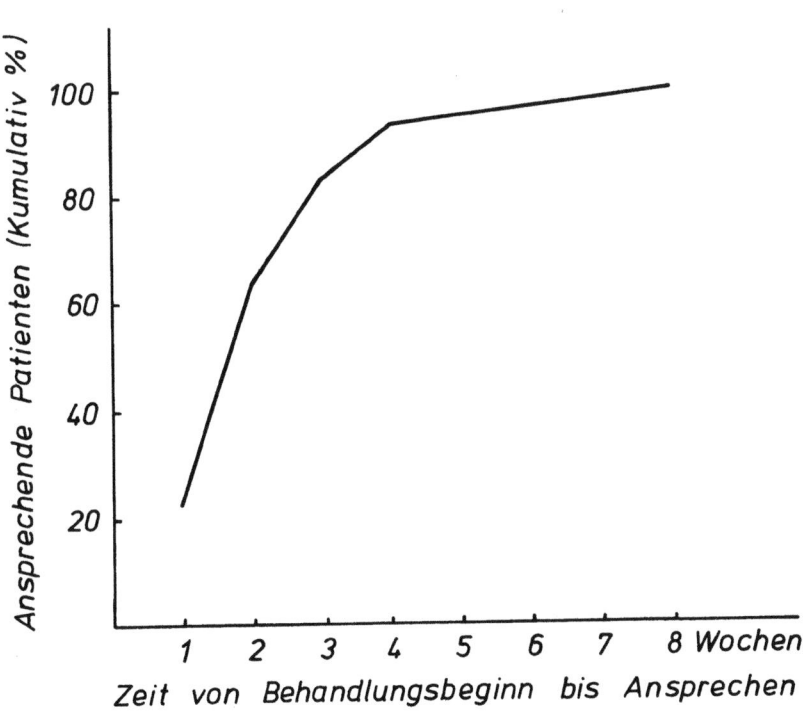

Abb. 1. Erfolgsquote bei Kindern mit nephrotischem Syndrom und minimalen glomerulären Läsionen; Beziehungen zur Länge einer täglich verabreichten Prednison-Behandlung [9, 11, 14, 15, 28–30, 46]

der, die nach 4 Wochen noch eine Proteinurie haben, können zu dieser Zeit zum Zweck einer präzisen Untersuchung der Nierenläsion einer Nierenbiopsie zugeführt werden.

Der einzige Nachteil dieses Vorgehens besteht in dem Risiko, große Mengen von Steroiden an solche Patienten zu verabreichen, die hiervon keinen Nutzen haben, unter Umständen aber unerwünschte Medikamentenwirkungen hinnehmen müssen. Eine besondere Risikogruppe stellen in dieser Hinsicht die Patienten mit membrano-proliferativer Nephritis dar. Einzelbeobachtungen zeigen, daß einige dieser Patienten bei der Behandlung mit hohen Dosen von adrenalen Corticosteroiden eine schwere Hypertonie

Tabelle 1. Klinische Befunde und Laborbefunde zur Zeit der Diagnose. Zahlen entnommen aus [1]

Befunde	MLNS		MPGN	
	n/N*	%	n/N*	%
Alter, ≤ 6**,"	317/398	79,6	1/39	2,6
Geschlecht: weibl.**,"	135/398	39,9	25/39	64,1
Blutdruck				
> 98. Perzentile;				
systolisch**	72/347	20,7	19/37	51,4
diastolisch	47/347	13,5	10/37	27,0
Hämaturie**				
Erythrozyten				
> 100 000/m²/h	80/352	22,7	20/34	58,8
Serum C_3**,"				
< 90 mg/dl	4/275	1,5	26/35	74,3
Serum				
Cholesterol**				
< 250 mg/dl	21/387	5,4	7/36	19,4
Selektivitätsindex:				
Hoch selektiv				
< 0,1**	110/208	52,9	1/10	10,0
Nicht selektiv				
$\leq$ 0,2**	32/208	15,4	6/10	60,0
Serum-Kreatinin				
> 98. Perzentile	112/345	32,5	19/38	50,0

* Abkürzungen:
MLNS = nephrotisches Syndrom mit minimalen glomerulären Läsionen;
MPGN = membrano-proliferative Glomerulonephritis;
n = Anzahl mit diesen Befunden;
N = Gesamtzahl
** MLNS verglichen mit MPGN: $p < 0,01$
" Fokal-segmentale Glomerulosklerose verglichen mit MPGN: $p < 0,01$

entwickeln. Die Erfahrungen bei Patienten der internationalen Studiengruppe erlauben zu entscheiden, ob Kinder mit membrano-proliferativer Nephritis schon bei ihrer ersten Vorstellung aufgrund klinischer Befunde identifiziert werden können [1]. Die von dieser Studiengruppe durchgeführten Vergleiche zwischen Patienten mit minimalen glomerulären Läsionen und mit membranoproliferativer Nephritis (Tabelle 1) zeigen, daß hochsignifikante Unterschiede in der Häufigkeitsverteilung der meisten in dieser Analyse überprüften Variablen bestehen. Eine Klassifikation nur aufgrund einer einzigen dieser Variablen führt im Einzelfall zu vielen Fehlern. Als erstes Beispiel greife ich den C_3-Spiegel im Serum heraus; wenn man 90 mg/dl als Grenze definiert, liegen von den Patienten mit minimalen glomerulären Läsionen nur 1,5% unter dieser Grenze; umgekehrt haben 26% der Patienten mit membrano-proliferativer Nephritis einen höheren C_3-Spiegel im Serum und werden somit nicht identifiziert. Ähnlich ist es mit der Hämaturie. Sowohl die Schlußfolgerung bei einem Patienten mit Hämaturie, hier könnten keine minimalen glomerulären Läsionen vorliegen, als auch der umgekehrte Schluß bei einem Patienten ohne Hämaturie, hier könne keine membranoproliferative Nephritis bestehen, wäre falsch. Es besteht nämlich bei 23% der Patienten mit minimalen glomerulären Läsionen eine Hämaturie, wogegen umgekehrt 40% der Patienten mit membrano-proliferativer Nephritis keine Hämaturie haben. Eine multiple lineare Regressionsanalyse erlaubt die Entwicklung einer Rechenformel, welche zwischen Patienten mit minimalen glomerulären Läsionen einerseits und mit membrano-proliferativer Nephritis andererseits scharf unterscheidet. Zu diesem Zweck wurde eine Gruppe von 16 Variablen mit den am seltensten fehlenden Daten benutzt. Von den 437 Patienten dieser Untersuchung hatten 398 minimale glomeruläre Läsionen (ungefähr 90%) und 39 eine membranoproliferative Nephritis (ungefähr 10%). Es gab keinerlei Hinweise auf eine gerichtete Patientenselektion. Die 5 in die Gleichung eingeführten Variablen wurden wegen ihrer Trennschärfe und ihrer biologischen Bedeutung ausgewählt.

Bei Benutzung dieser Gleichung[1] betrug der Prozentsatz der falsch positiven 3% und derjenige der falsch negativen 1%. Es scheint demnach möglich zu sein, durch eine Kombination von Variablen mit großer Genauigkeit das Vorhandensein oder Fehlen einer membrano-proliferativen Nephritis bei

---

1 $y = -0{,}6511x_3 + 0{,}2239x_6 - 0{,}0990x_8 - 0{,}0580x_{11} - 0{,}0721x_{14} + 0{,}9295$
x_3 = Serum C_3 ($0 \geq 90 \gtreqless$ mg/dl, $1 = 90$ mg/dl);
x_6 = Ödeme (0 = fehlend, 1 = vorhanden);
x_8 = Serum-Kreatinin (mg/dl);
x_{11} = Serum-Albumin (g/dl);
x_{14} = Hämaturie ($0 \leq 100.000$ Erythrozyten/m²/Stunde,
$1 = 100.000$ Erythrozyten/m²/Stunde).

Kindern mit nephrotischem Syndrom vorherzusagen. Bevor man jedoch diese Gleichung generell als zuverlässig akzeptieren kann, muß sie bei einer anderen Patientengruppe überprüft werden.

Eine andere bei Kindern häufige Nierenkrankheit ist die *akute postinfektiöse Glomerulonephritis*, die gewöhnlich nach Streptokokkeninfektionen auftritt. Die Durchführung einer perkutanen Nierenbiopsie bald nach den ersten klinischen Hinweisen auf eine akute Glomerulonephritis hat zu der Erkenntnis geführt, daß einige chronische progressive Glomerulopathien mit einem Syndrom, das klinisch nicht von einer akuten postinfektiösen Glomerulonephritis unterschieden werden kann, beginnen oder exazerbieren können. Dennoch erlauben charakteristische klinische Befunde und Laborergebnisse die genaue Identifizierung der großen Mehrzahl der Kinder mit symptomatischer Krankheit. Die Untersuchungen von Dodge und Mitarbeitern [9] bei Familienangehörigen, die mit Patienten mit akuter Glomerulonephritis zusammenlebten, führte zum Nachweis ähnlicher histologischer Veränderungen bei Kindern ohne jegliche klinischen Hinweise auf eine Glomerulonephritis. Obschon die Zahl unerkannt bleibender Patienten mit dieser Krankheit nicht einmal annähernd ermittelt werden kann, ist sie wahrscheinlich so groß, daß alle bisher vorliegenden epidemiologischen Studien über Prävalenz und Inzidenz angezweifelt werden müssen. Berichte über Pa-

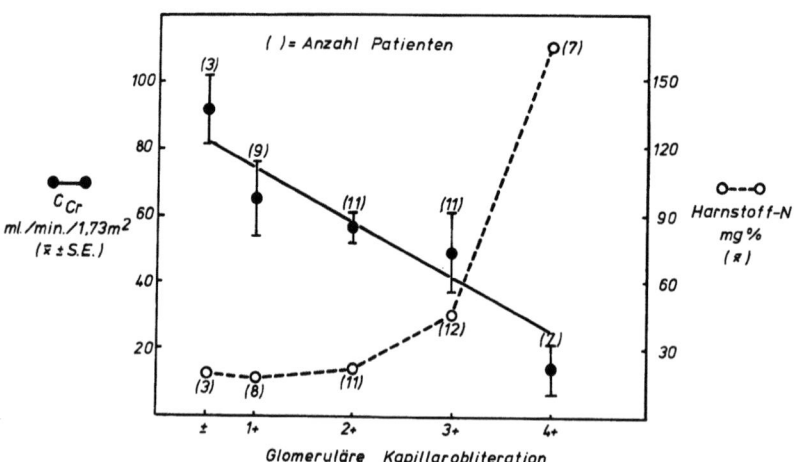

Abb. 2. Beziehungen zwischen Nierenfunktion (Kreatinin-Clearance (Ccr) und Harnstoff-Stickstoff) sowie Obliteration glomerulärer Kapillaren bei Kindern mit akuter Glomerulonephritis nach Streptokokkeninfektion (nach [25])

tienten mit Glomerulonephritis nach Streptokokkeninfektion, die nur minimale oder gar keine Harnbefunde hatten [22], machen Häufigkeitsangaben noch schwieriger. Derartig blande Verläufe scheinen bei Kindern häufiger zu sein als bei Erwachsenen.

Unter diesen Umständen ist es als ein Glück zu bezeichnen, daß im allgemeinen die Schwere der klinischen Symptome eng mit dem morphologischen Schweregrad der Krankheit korreliert. In einer Serie von 36 Kindern, bei denen die erste Nierenbiopsie innerhalb von 30 Tagen nach klinischem Krankheitsbeginn durchgeführt wurde, konnten Lewy und Mitarbeiter [25] eine signifikante umgekehrte Beziehung zwischen der Kreatinin-Clearance und dem Ausmaß der glomerulären Läsionen nachweisen (Abb. 2). Es bestand keine Korrelation zwischen glomerulärem Schaden und der Harnausscheidung von Erythrozyten, Protein oder Zylindern. Wohl war eine schrittweise Zunahme der Ausscheidung von Zellen und von Eiweiß verbunden mit einer Zunahme der Kapillarobliteration. Bei sehr starker Kapillarobliteration (mehr als 75% der Kapillarschlingen verschlossen) verschwand die Proteinurie.

Die initialen morphologischen Veränderungen und die klinische Schwere wurden auch auf ihre prognostische Aussagekraft untersucht. Abb. 3 gibt die Beziehung zwischen Schwere der morphologischen Veränderung bei der

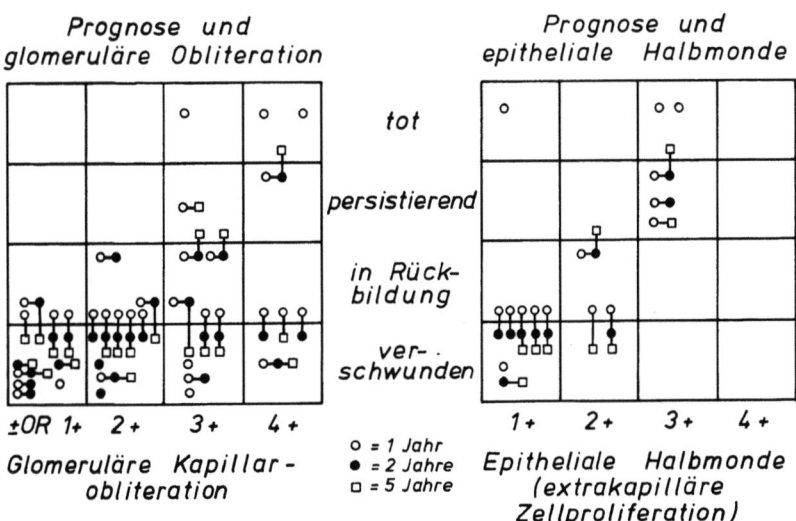

Abb. 3. Zustand 1, 2 und 5 Jahre nach klinischem Beginn einer akuten Glomerulonephritis nach Streptokokkeninfektion bei Kindern; Korrelationen zwischen glomerulärer Obliteration und Ausmaß einer epithelialen Zellproliferation einerseits und Prognose andererseits (aus [25])

ersten, innerhalb von 42 Tagen nach klinischem Krankheitsbeginn durchgeführten Biopsie und dem klinischen Krankheitsverlauf innerhalb von 1, 2 und 5 Jahren wieder. Die Kinder, welche eine glomeruläre Sklerose entwikkelten, gehörten zu denen mit schwerer Obliteration von glomerulären Kapillaren innerhalb des ersten Krankheitsmonats. Eine ähnliche Beziehung wurde zwischen anfänglicher Kreatinin-Clearance und Spätschicksal beobachtet. Alle verstorbenen Patienten hatten eine anfängliche Kreatinin-Clearance von unter 40 ml/min/1,73 m². Es muß jedoch darauf hingewiesen werden, daß viele von den Patienten mit geringer Nierenfunktion sich erholten. Von größerer Bedeutung ist jedoch die Tatsache, daß alle Kinder mit einer initialen Kreatinin-Clearance über 40 ml/min/1,73 m² eine gute Prognose hatten.

Zu anderen Schlußfolgerungen kamen Baldwin und Mitarbeiter [2, 33] in einer prospektiven Studie an Erwachsenen und Kindern. Das Vorhandensein von Proteinurie, Hypertonie, eingeschränkter glomerulärer Filtrationsrate oder glomerulärer Sklerose wurden als Hinweise auf eine irreversible glomeruläre Erkrankung bewertet (Abb. 4). Mindestens ein Hinweis auf sogenannte Spätschäden war bei 62% von 105 Patienten vorhanden; 45% hatten eine Proteinurie, 40% eine Hypertonie, 37% eine eingeschränkte Fil-

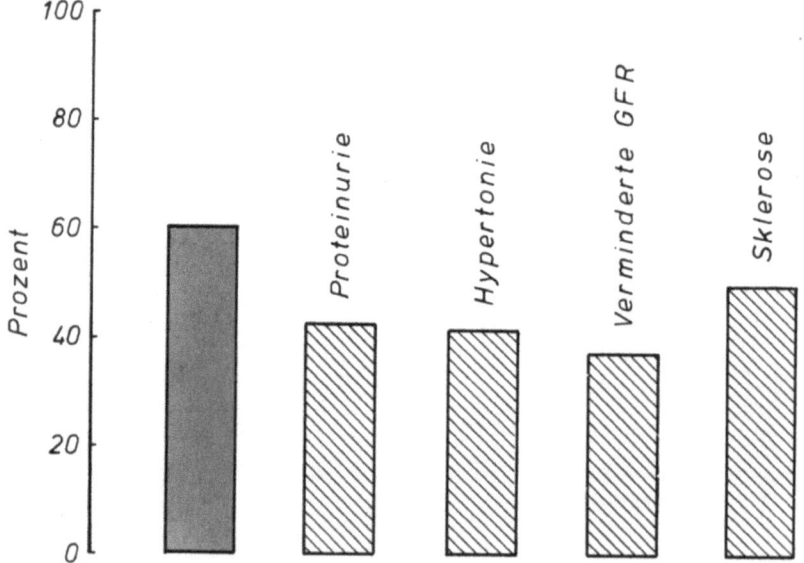

Abb. 4. Häufigkeit solcher Symptome, die als Hinweise auf irreversible Nierenschäden betrachtet werden, bei 105 Patienten mit vorausgegangener akuter Glomerulonephritis nach Streptokokkeninfektion (aus [2])

trationsrate und 50% glomeruläre Sklerosen. Bei Kindern waren Hinweise auf eine chronische Erkrankung etwas seltener, fanden sich aber in mehr als einem Drittel der 54 mindestens 2 Jahre lang beobachteten Fälle. Diese Befunde können als Hinweis auf eine große Häufigkeit irreversibler Schäden nach Glomerulonephritis infolge Streptokokkeninfektion gewertet werden. Es fand sich aber keine Beziehung zwischen akuter Glomerulonephritis nach Streptokokkeninfektion und einem chronischen Nierenversagen. In einer anderen prospektiven Langzeituntersuchung bei 84 Kindern, von denen 60 über einen Zeitraum von bis 10 Jahren beobachtet wurden, ergaben sich nur bei 3 Patienten Hinweise auf eine latente Glomerulonephritis [34]. Ursprünglich hatten alle diese Kinder eine schwere akute Glomerulonephritis, eines mit extrakapillären Kapselwucherungen. Bei ihrer letzten Untersuchung hatten alle einen normalen Blutdruck, 2 hatten keine Proteinurie und einer eine nur geringe Proteinurie. Die Biopsien ergaben eine geringe entzündliche Aktivität und keine Ablagerungen von Immunglobulinen. Diese Befunde machen es sehr unwahrscheinlich, daß ihre Krankheit fortschreiten wird. Bei 5 Patienten dieser Serie wurde zusätzlich zu chronischen Läsionen eine akute Glomerulonephritis nachgewiesen. Bei 2 der Patienten kam es später zur Heilung, während 3 bei Biopsien 5 (4), 7 (6) bzw. 8 (7) Jahre nach der akuten Episode chronische Läsionen zeigten. Zwei hatten weiterhin eine Proteinurie, drei dagegen nicht.

Man ist heute überwiegend der Meinung, daß der Verlauf einer akuten Glomerulonephritis nach Streptokokkeninfektion bei Kindern gewöhnlich benigne ist. Die Gefahr eines chronischen Nierenversagens bei dieser Krankheit besteht bei Patienten mit schweren initialen Krankheitssymptomen oder mit einer akuten Glomerulonephritis zusätzlich zu einer vorbestehenden chronischen Nierenläsion. Somit besteht bei Kindern mit akuter Glomerulonephritis nach Streptokokkeninfektion keine Indikation zur Nierenbiopsie, wenn nicht zu Beginn eine sehr geringe glomeruläre Filtrationsrate oder längere Perioden von Anurie klinisch auf einen besonders schweren Krankheitsverlauf hinweisen.

Die Schwere der Nierenbeteiligung bei *anaphylaktoider Purpura* wechselt von Fall zu Fall und weist eine direkte Korrelation mit der Prognose auf. Von 94 Patienten mit anaphylaktoider Nephritis, über welche Lewy und Mitarbeiter berichteten [24], hatten 81 eine persistierende Hämaturie, davon 77 zusammen mit einer Proteinurie. 84 Patienten, die länger als ein Jahr beobachtet werden konnten, zeigten eine gute Korrelation zwischen anfänglichen Nierenläsionen und der Spätprognose (Abb. 5). Das Vorliegen eines nephrotischen Syndroms in der Anfangsperiode war nur bei sehr schwerer Ausprägung (Proteinurie mehr als 1 g/24 h) oder bei gleichzeitiger Niereninsuffizienz mit einer schlechten Dauerprognose verbunden. Von 15 Patienten mit mäßig starkem nephrotischem Syndrom hatte nur einer einen progressiven Krankheitsverlauf. Im Gegensatz hierzu entwickelte sich bei 14 von 26 Patienten mit schwerem nephrotischem Syndrom ein terminales Nierenversagen. Hierbei war es unerheblich, ob initial zusätzlich zum nephrotischen Syndrom schon eine Niereninsuffizienz bestand oder nicht. Die Klassifikation der in der initialen Biopsie gefundenen glomerulären Läsion wird in Tabelle 2 angegeben. In der Gruppe der nicht-proliferativen Glomerulonephritis waren die Nierensymptome nicht schwer, wenn der Prozentsatz der betroffenen Glomeruli unter 50 lag. Nur 20% dieser Patienten hatten ein mittelstarkes nephrotisches Syndrom. In der Gruppe der proliferativen Glomerulonephritis (endo- und extrakapillär) waren die Nierensymptome schwerer als in der vorher genannten Gruppe. Alle Patienten mit extrakapillären Kapselwucherungen in mehr als 50% der Glomeruli hatten eine Prote-

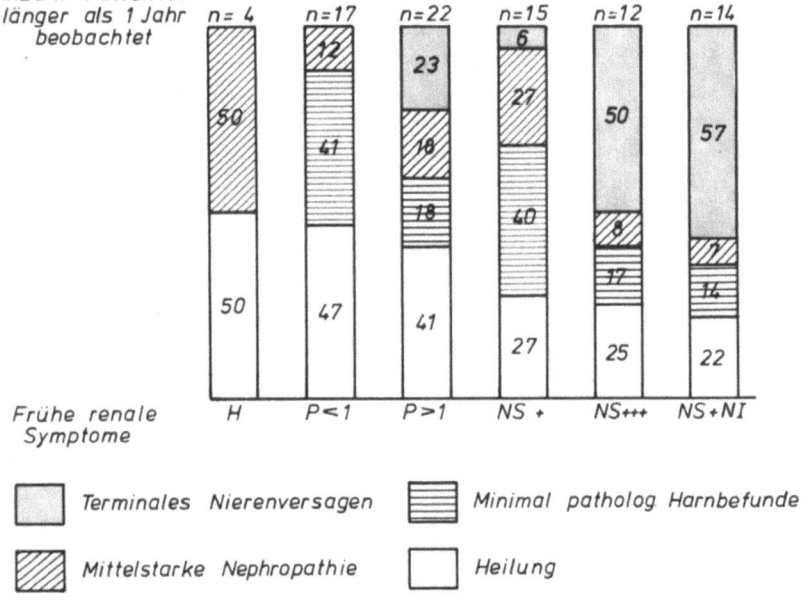

Abb. 5. Beziehungen zwischen Schwere der Nierenbeteiligung innerhalb der ersten 3 Monate nach klinischem Krankheitsbeginn und Prognose bei Kindern mit Nephritis im Rahmen einer anaphylaktoiden Purpura (n = 84).
H = Hämaturie
P < 1 = Proteinurie geringer als 1 g/24 h
P > 1 = Proteinurie stärker als 1 g/24 h
NS+ = mäßig starkes nephrotisches Syndrom
NS+++ = schweres nephrotisches Syndrom
NS + NI = nephrotisches Syndrom mit Niereninsuffizeinz (aus [24])

Tabelle 2. Klassifikation glomerulärer Läsionen bei Nephritis im Rahmen einer anaphylaktoiden Purpura (Ergebnisse initialer Biopsien) aus [24]

I. Nichtproliferative Glomerulonephritis	
1. Minimalläsionen	1
2. Fokale und segmentale Glomerulonephritis	
mit Halbmonden $\leq 50\%$	38
$> 50\%$	5
II. Proliferative Glomerulonephritis	
1. Diffuse mesangiale Glomerulonephritis	3
2. Endo- und extrakapilläre Glomerulonephritis	
mit Halbmonden $\leq 50\%$	21
50–80%	11
$\geq 80\%$	21
	100

inurie von mehr als 1 g/24 h. Die klinischen Befunde waren bei extrakapillären Kapselwucherungen in mehr als 80% der Glomeruli besonders schwer, 12 von den 23 Patienten dieser Gruppe hatten eine schwere Niereninsuffizienz. Es muß jedoch betont werden, daß von den 11 Patienten mit 80–100% betroffener Glomeruli 4 sich zur terminalen Niereninsuffizienz entwickelten, während 2 sich erholten und 4 nur eine persistierende Proteinurie von weniger als 0,5 g/24 h bei der letzten Untersuchung zeigten. Der Zeitabstand zwischen Beginn der anaphylaktoiden Purpura und dem Eintritt des Endstadiums des Nierenversagens variierte von zwei Monaten bis zu acht Jahren.

Eine Analyse dieser Ergebnisse zeigt, daß bei Patienten mit anaphylaktoider Purpura-Nephritis Nierenbiopsien nur bei schweren Nierensymptomen, vor allen Dingen bei nephrotischem Syndrom oder bei Niereninsuffizienz vorgenommen werden sollen. Selbst bei diesen Patienten sollte das Nierengewebe vorsichtig beurteilt werden, weil in manchen Fällen überraschende Besserungen vorkommen.

Es gibt keine verläßlichen Informationen über die Häufigkeit des *systemischen Lupus erythematosus* bei Kindern. In der Klinik der New York University wurden während 18 Jahren nur 42 Patienten unter 15 Jahren beobachtet [27], in der Mayo-Klinik von 1945 bis 1967 nur 41 Kinder [17]. Somit scheint es, daß die Krankheit bei Kindern ziemlich selten ist. Dennoch nimmt der systemische Lupus erythematosus unter den Nephritiden einen bedeutenden Platz ein, weil sich ein Nierenversagen entwickeln kann. Histologische Untersuchungen des Nierengewebes bei Patienten mit klinischen Hinweisen auf eine Nierenbeteiligung zeigen sehr verschiedene Bilder: fokale und diffuse proliferative Glomerulonephritis, mesangiale Proliferation und membranöse Nephropathie. In einer Serie von 59 Kindern mit SLE, die von

Tabelle 3. Klinisch-pathologische Korrelationen bei 32 Kindern mit Lupus-Nephritis aus [15]

Glomeruläre Läsion	Hämaturie	Proteinurie	Nephrot. Syndrom	Hypertonie	Akutes Nierenversagen	Zusammen
Minimale Läsionen	3	0	0	0	0	3
Segmentale und fokale Glomerulonephritis	5	5	0	0	0	5
Diffuse Glomerulonephritis	24	24	9	8	5	24
Zusammen	32	39	9	8	5	32

1959 bis 1973 in die Universitätsklinik in Mexiko eingewiesen wurden, hatten 75% Hinweise auf eine Nephritis [15] (Tabelle 3). Patienten mit minimalen glomerulären Läsionen hatten nur eine Hämaturie, während solche mit fokaler segmentaler Glomerulonephritis und mit diffuser Glomerulonephritis sowohl eine Hämaturie als auch eine Proteinurie aufwiesen. Eine schwere Hypertonie, ein nephrotisches Syndrom und ein akutes Nierenversagen fanden sich nur bei Fällen mit der Kombination von diffuser Glomerulonephritis, irregulärer Verdickung der Kapillarwände und extrakapillärer Kapselwucherung. Immunfluoreszenzmikroskopische Untersuchungen ergaben granuläre Ablagerungen von Immunglobulinen, vor allem IgA und C_3, C_q und C_4 entweder in den subepithelialen Regionen oder entlang der Kapillarwände in diffuser Form, sowie in mesangialer Ablagerung in fokaler Form. Die Prognose variiert in enger Übereinstimmung mit dem histologischen Befund; am besten ist die Prognose bei Patienten mit minimalen glomerulären Läsionen, am schlechtesten bei denen mit diffuser Glomerulonephritis [29] (Abb. 6). Darüber hinaus scheint es, daß die Überlebensraten der Patienten mit diffuser Glomerulonephritis und mit extrakapillären Kapselwucherungen schlechter sind als bei Patienten ohne Kapselwucherungen [15]. Nierenbiopsien zur Zeit der ersten klinischen Hinweise auf eine Nierenbeteiligung dienen somit einer Identifizierung des Schädigungstyps und erlauben eine genaue Prognose. Unglücklicherweise haben einige Berichte der vergangenen Jahre gezeigt, daß die lichtmikroskopischen Befunde vom minimalen und fokalen zum diffusen Typ wechseln können [14, 38]. Diese Beobachtungen rechtfertigen eine wiederholte Biopsie bei denjenigen Patienten, die während des Krankheitsverlaufs eine deutliche Verschlechterung der Nierenfunktion oder eine deutliche Vermehrung ihrer Proteinurie haben und sich bei adäquater Behandlung nicht bessern.

Ein häufiges Problem in der pädiatrischen Nephrologie ist die *Hämaturie und Proteinurie* bei Kindern ohne urologische Krankheiten und ohne klinische, immunologische oder andere biochemische Hinweise auf eine Nierenerkrankung. Diese Zustände werden meist als isolierte Hämaturie und Proteinurie beschrieben. Patienten mit diesen Befunden sind sowohl vom klinischen als auch vom morphologischen Standpunkt heterogen. Unter den klinischen Bildern findet man eine Makrohämaturie mit unbedeutender Proteinurie, aber auch eine persistierende Proteinurie ohne Hämaturie. Man kann sagen, daß isolierte Episoden von Proteinurie oder von mikroskopi-

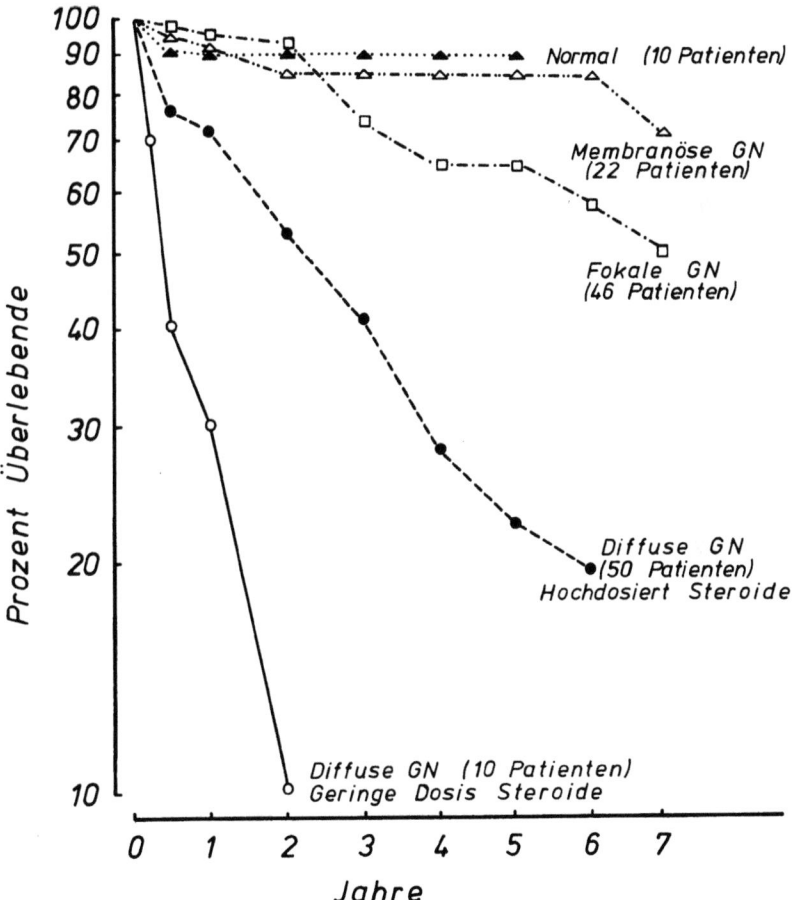

Abb. 6. Überlebensraten bei Patienten mit Nephritis im Verlauf eines systemischen Lupus erythematodes, klassifiziert nach histologischem Befund in der Niere und nach Behandlungsform (aus [29])

scher Hämaturie keine ernste Bedeutung haben. Daher beschränken wir uns auf Patienten mit persistierender oder rezidivierender Hämaturie und/oder Proteinurie.

In drei größeren Studien fanden sich bei einer ersten Screening-Untersuchung bei 50 bis 60 von 1000 Schulkindern eine Proteinurie und Hämaturie [11, 31, 36]. Ungefähr die Hälfte bis ein Drittel dieser Kinder hatte vorübergehende, nicht reproduzierbare Harnbefunde. Bei bis zu zwei Dritteln der Patienten mit ausschließlicher Proteinurie handelte es sich lediglich um haltungsbedingte Eiweißausscheidungen. Somit ergibt sich bei Kindern für eine persistierende Hämaturie und Proteinurie eine Häufigkeit von 15 bis 20 pro 1000. Diese Häufigkeit liegt 150–200mal höher als beim nephrotischen Syndrom.

Die Informationen über die Häufigkeitsverteilung der verschiedenen histopathologischen Läsionen bei Patienten mit persistierender Hämaturie und Proteinurie sind sehr spärlich. Richard und Mitarbeiter [32] berichteten über Befunde in einer Serie von 137 Patienten, von denen 91 eine rezidivierende Makrohämaturie und 46 eine persistierende Mikrohämaturie hatten; 71 Patienten wurden biopsiert. Wie in Tabelle 5 gezeigt wird, hatten 42,2% pathologische morphologische Befunde. Es wurden keine Wiederholungsuntersuchungen durchgeführt. Während der Beobachtungszeit von 1 bis 9 Jahren ergab sich kein Hinweis auf eine Verschlechterung der Nierenfunktion. Somit scheint es, daß bei derartigen Patienten eine Nierenbiopsie überflüssig ist, abgesehen von Fällen mit familiärer Belastung hinsichtlich Nierenkrankheiten, vor allen Dingen hinsichtlich einer familiären Nephritis. Wichtiger könnte die Durchführung eines Ausscheidungsurogramms zum Ausschluß von bösartigen Erkrankungen (z. B. Wilms-Tumor) oder von obstruktiven Uropathien sein, welche nach McGovern und Mitarbeitern [31] ungefähr bei 10% der Kinder mit Hämaturie vorliegen können.

Tabelle 4. Biopsie bei Hämaturie aus [32]

	Makrohämaturie [48]	Mikrohämaturie [23]	Zusammen
Minimale Läsion	29	12	41[a]
Fokale Glomerulonephritis	11	5	16
Diffuse Glomerulonephritis	8	6	14
Alle mit path. Befunden	19/48	11/23 =	30/71
Positive Fluoreszenzmikroskopie	5/37	4/14 =	9/51[b]

[a] Bei 3 Patienten entwickelten sich Nierensteine
[b] 7/9 Fibrin; 0/9 IgA

Die Situation ist völlig anders bei Patienten mit Hämaturie und zusätzlicher Proteinurie. Die akute postinfektiöse Glomerulonephritis ist wahrscheinlich die häufigste identifizierbare glomeruläre Anomalie bei Kindern mit persistierender Hämaturie und Proteinurie. Wie schon gesagt, haben diese Kinder eine sehr gute Prognose, und es bedarf bis auf wenige Ausnahmen keiner Nierenbiopsie. Wenn die klinische Diagnose unsicher ist, sollte man 6 bis 12 Monate warten, um zu sehen, ob die Harnbefunde verschwinden. Aber selbst wenn man so lange wartet, handelt es sich bei einigen der schließlich biopsierten Patienten immer noch um solche mit postinfektiöser Glomerulonephritis. In einer prospektiven Studie von 41 Kindern mit dieser Krankheit berichten Dodge und Mitarbeiter [10] über Persistieren oder Wiederauftreten einer Proteinurie, meistens zusammen mit einer Hämaturie, nach mindestens 12 Monaten in 61% und nach mindestens 24 Monaten in 36% der Fälle. Aus diesem Grunde weisen die Empfehlungen der verschiedenen Untersucher über den Zeitpunkt einer Biopsie bei Patienten mit Hämaturie und Proteinurie so erhebliche Unterschiede auf (Tabelle 5).

Tabelle 5. Permanente Proteinurie und Hämaturie. Indikationen zur Biopsie

	Ausmaß der Proteinurie
Northway J D (1970) J Pediatr 78: 381	jede Proteinurie
West C D (1976) J Pediatr 89: 173	jede Proteinurie
Lieberman E (1976) Clin Ped Nephrol, 1976, S. 12	> 300 mg/24 h
Hayslett J P (1976) The Kidney 9: 11	> 500 mg/24 h

In einer Serie von 47 Patienten, 19 mit rezidivierender Makrohämaturie, 30 mit persistierender Mikrohämaturie, welche eine Proteinurie von wenigstens 300 mg/1,73 m²/24 h aufwiesen, hatten 44 Kinder pathologische histologische Nierenbefunde [32] (Tabelle 6). Die Häufigkeit des Nachweises fluoreszierender Antikörper war in der Gruppe mit isolierter Hämaturie erheblich größer. Wenn die beiden Gruppen hinsichtlich der Nierenfunktion verglichen wurden, fand man bei den Patienten mit Hämaturie und Proteinurie erheblich häufiger eine eingeschränkte glomeruläre Filtrationsrate und maximale Konzentrationsfähigkeit als bei denen mit isolierter Hämaturie. Die Abnahme der glomerulären Filtrationsrate war, wenn sie bei Kindern mit Hämaturie und Proteinurie auftrat, gewöhnlich persistierend und oft progredient, während sie bei Patienten mit isolierter Hämaturie immer vorübergehend und nur geringgradig blieb. Die Verminderung der Konzentrationsfähigkeit war dagegen bei beiden Patientengruppen permanent. Auch die Häufigkeit eines verminderten C_3-Spiegels und einer Vermehrung der Fi-

Tabelle 6. Hämaturie und Proteinurie aus [32]

	Makrohämaturie	Mikrohämaturie	Zusammen
Minimale Läsionen	2	1	3
Fokale Glomerulonephritis	3	0	3
Diffuse Glomerulonephritis	9	8	17
Membranöse Glomerulopathie	2	2	4
Membrano-proliferative Glomerulonephritis	2	9	11
Fokal-sklerosierende Glomerulopathie	2	6	8
Fortgeschrittene chron. Glomerulonephritis	1	1	2
Alle mit path. Befunden	18/20	26/27	44/47
Fluoreszenzmikroskopie mit path. Befunden	11/15	17/22	28/37[a]

[a] 14/37 Fibrin; 4/37 IgA

brinspaltprodukte war bei Kindern mit Hämaturie und Proteinurie signifikant größer als bei denen mit isolierter Hämaturie. Der Unterschied im C_3-Spiegel war weitgehend auf die Kinder mit membranoproliferativer Glomerulonephritis zurückzuführen.

Eine permanente, isolierte Proteinurie geringen Ausmaßes (weniger als 50 mg/24 h) ist in der Regel benigne, obschon Ausnahmen von dieser Regel beobachtet worden sind [16]. Auf der anderen Seite ist eine persistierende asymptomatische Proteinurie von mehr als 0,5 g/24 h oft mit einer ins Gewicht fallenden Schädigung der Nierenstruktur verbunden. Das Spektrum der Läsionen ist breit; es reicht von fokaler glomerulärer Sklerose über die extramembranöse Glomerulonephritis zur membrano-proliferativen Glomerulonephritis. Wann bei solchen Patienten eine Nierenbiopsie durchgeführt werden soll, ist noch kontrovers. Während Ettenger (26) eine Beobachtungszeit von 6 Monaten und eine Biopsie nur bei Proteinurien über 0,3 g/24 h empfiehlt, treten Habib und Mitarbeiter [16] für eine ein bis zwei Jahre lange Beobachtungszeit und Biopsien nur bei Proteinurien über 1,5 g/24 h ein.

Obschon die histopathologischen Veränderungen bei akuter und chronischer *Abstoßung von Nierentransplantaten* gut beschrieben worden sind [4, 18, 26, 30], ist der Nutzen von Biopsien aus der transplantierten Niere für die Betreuung der Patienten noch ungewiß. Finkelstein und Mitarbeiter [13] faßten die Erfahrungen zusammen, die in der Yale-Universität in 6 Jahren gesammelt wurden. Bei 75 Empfängern von Nierentransplantaten wurden 59 Biopsien aus der transplantierten Niere durchgeführt; es handelte sich um

59 Leichennieren und um 16 Nieren von lebenden Verwandten. In 16 Fällen war das Biopsiematerial für eine detaillierte pathologisch-anatomische Untersuchung unzureichend; in 8 Fällen waren die klinischen Daten für eine ausreichende Klassifikation insuffizient. Es wurden 9 histologische Gesichtspunkte definiert und nach ihrem Ausprägungsgrad mit Ziffern von 0 bis 4 versehen. Die Glomeruli wurden auf Endothelschwellungen, Endothel- und Mesangialproliferationen, leukozytäre Infiltrationen und Nekrosen untersucht. Außerdem wurden das Ausmaß des interstitiellen Ödems und Infiltrats sowie die Gefäßveränderungen einschließlich des endothelialen Ödems, der Wandinfiltration und der Nekrose analysiert. Schließlich wurden alle Be-

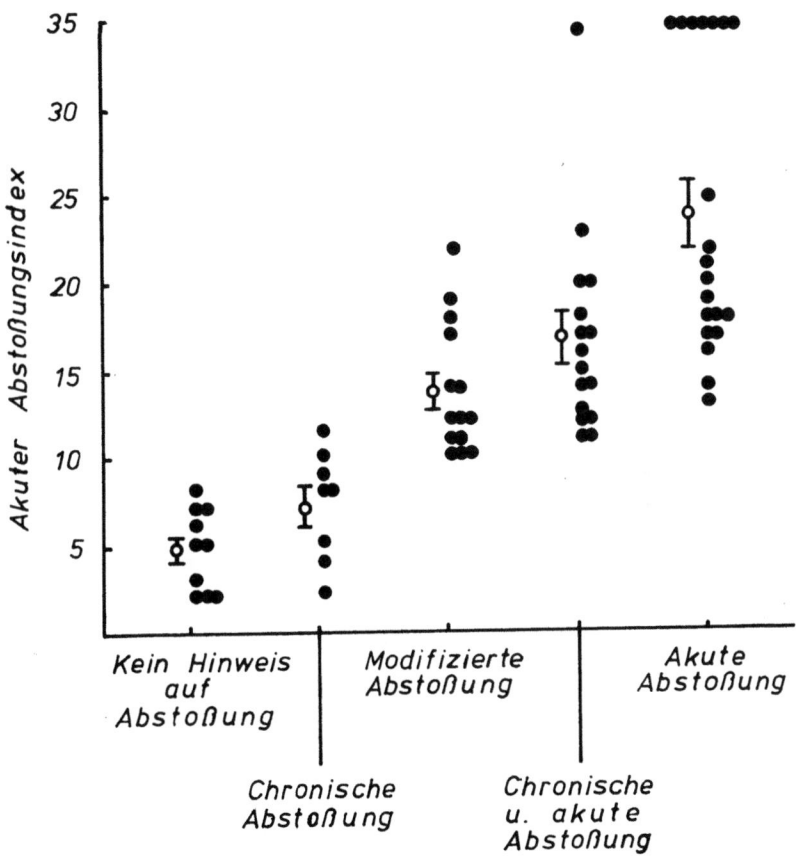

Abb. 7. Beziehungen zwischen klinischer (akuter Abstoßungsindex) und histologischer Diagnose bei Abstoßung einer transplantierten Niere. Die Säulen repräsentieren den Mittelwert; ± Standardfehler des Mittelwertes. (aus [13]) Einzelheiten im Text

funde in einer Zahl zusammengefaßt, welche als akuter Abstoßungsindex bezeichnet wurde. Dieser Index wurde mit den Ergebnissen einer retrospektiven Analyse des klinischen Zustandes seit der Biopsie korreliert (Abb. 7). Der mittlere akute Abstoßungsindex von Patienten ohne klinische Hinweise auf akute Abstoßung (4,7 ± 0,7) oder mit klinischen Hinweisen auf eine chronische Abstoßung (7,1 ± 1,1) war signifikant niedriger als derjenige in drei Patientengruppen ohne klinische Hinweise auf Abstoßung. Kein Patient mit einem Index unter 10 hatte klinische Hinweise auf eine akute Abstoßung, während alle Patienten mit akutem Abstoßungsindex über 12 klinisch die Zeichen einer akuten Abstoßung aufwiesen. Der durchschnittliche Index von Patienten mit klinischen Zeichen einer akuten Abstoßung (24,2 ± 1,9) war auch signifikant höher als die Indices von Patienten mit klinischen Zeichen einer modifizierten Abstoßung (13,7 ± 1,0) oder mit klinischen Zeichen einer akuten Abstoßung auf dem Boden einer chronischen Abstoßung (16,8 ± 1,5). Schließlich wurde der Nutzen der Biopsie für eine Voraussage des Behandlungseffektes bei Abstoßung analysiert (Tabelle 7). Von den 18 Patienten, bei denen die Pathologen die Erfolglosigkeit einer Therapie vorhergesagt hatten, hatten 5 keinen klinischen Behandlungserfolg. Die übrigen 3 mit geringem klinischem Behandlungseffekt hatten nach dem Ergebnis der Nierenbiopsie Infarkte; zwei von ihnen verloren ihre transplantierte Niere innerhalb von zwei Monaten nach der Biopsie. Von den 28 Patienten, bei denen die Pathologen einen guten Behandlungserfolg vorhergesagt hatten, zeigten 27 eine erhebliche Besserung der Nierenfunktion für bis zu 4 Wochen nach einer gegen die akute Abstoßung gerichteten Behand-

Tabelle 7. Korrelationen zwischen kurzfristigem Therapieeffekt und Vorhersage aufgrund der histologischen Untersuchung bei Patienten mit Abstoßung nach Nierentransplantation. Aus [13] (Die Zahlen geben die Biopsien an)

Kurzfristiger Therapieeffekt	Vorhersage des Pathologen		
	kein Effekt	Teileffekt	starker Effekt
Kein Effekt	15	1	0
Teileffekt	3	12	0
starker Effekt	0	7	8

lung. Alle 8 Patienten, denen die Pathologen einen sehr guten Behandlungserfolg vorhergesagt hatten, hielten eine Serum-Kreatinin-Konzentration von weniger als 2 mg/dl für mindestens einen Monat nach der Behandlung. Insgesamt kann eine Biopsie des Nierentransplantats beim Nachweis einer akuten Abstoßung und bei der Vorhersage des Behandlungserfolges helfen. Selbstverständlich sollte die Biopsie nur durchgeführt werden bei Patienten, deren klinische Befunde keine eindeutige Beurteilung erlauben.

Offensichtlich haben wir einen Punkt erreicht, wo die Nierenbiopsie als Hilfsmittel der Diagnose und Prognose von Nierenkrankheiten bei Kindern nicht mehr wahllos eingesetzt werden sollte. Die klinisch-histologischen Korrelationen, die auf der Basis einer großen Zahl untersuchter Patienten erarbeitet worden sind, erlauben uns heute in vielen Fällen, die histologischen Läsionen schon von Krankheitsbeginn an aufgrund der klinischen Symptome vorherzusagen. Außerdem sind wir bei vielen dieser Patienten in der Lage, den Krankheitsverlauf und die Langzeitprognose vorherzusagen. Infolgedessen besteht heute bei den meisten Kindern mit nephrotischem Syndrom und mit postinfektiöser Glomerulonephritis keine Notwendigkeit einer Nierenbiopsie mehr. Diese beiden Krankheiten stellen die Mehrzahl der Patienten mit Nierenleiden im Kindesalter. Die Nierenbiopsie bleibt jedoch als Werkzeug sowohl der Diagnose als auch der Prognose von großer Bedeutung bei einer Vielzahl von Krankheiten, die nur durch die Untersuchung von Nierengewebe sicher erkannt und genau gekennzeichnet werden können (Tabelle 8). Dies gibt uns die Möglichkeit, bei Krankheiten, die einer

Tabelle 8. Indikationen zur Nierenbiopsie bei Kindern

- Persistierende Proteinurie und Hämaturie
- Atypische oder schwere akute Glomerulonephritis
- Nephrotisches Syndrom
  - mit Steroidresistenz
  - mit Verdacht auf membrano-proliferative Glomerulonephritis (klinische oder Laborbefunde)
- Akute oder chronische Niereninsuffizienz unbekannter Ätiologie
- Hypertonie mit Hinweisen auf renale Ursachen
- Hinweise auf Nierenbeteiligung bei Systemkrankheit
- Hinweise auf Nierenabstoßung

Behandlung zugänglich sind, früh zu intervenieren, bei Patienten ohne Erfolgschancen dagegen eine potentiell toxische Behandlung zu vermeiden. Darüber hinaus erlaubt die Biopsie dem Nephrologen mit einer zufriedenstellenden Sicherheit eine Aussage über die Prognose.

Literatur

1. A Report of the International Study of Kidney Disease in Children. (1978) Nephrotic Syndrome in children: prediction of histopathology from clinical and laboratory characteristics at time of diagnosis. Kidney Int 13:159
2. Baldwin D S, Gluck M D, Schacht R G, Gallo G (1974) The long-term course of poststreptococcal glomerulonephritis. Ann Intern Med 80: 342

3. Castelman B, Smithwick R H (1943) Relation of vascular disease to hypertensive state based on study of renal biopsies from 100 hypertensive patients. JAMA 121:1256
4. Corson J M (1972) The Pathologist and the kidney transplant. Pathol Annu 7:251
5. Dodge W F, Daeschner C W, Brennan J C, Rosenberg H S, Travis L B, Hopps H C (1962) Percutaneous renal biopsy in children. I. General considerations. Pediatrics 30:287
6. Dodge W F, Daeschner C W, Brennan J C, Rosenberg H S, Travis L B, Hopps H C (1962) II. Acute glomerulonephritis, chronic glomerulonephritis and nephritis of anaphylactoid purpura. Pediatrics 30:297
7. Dodge W F, Daeschner C W, Brennan J C, Rosenberg H S, Travis L B, Hopps H C (1962) III. The nephrotic syndrome. Pediatrics 30:469
8. Dodge W F, Daeschner C W, Brennan J C, Rosenberg H S, Travis L B, Hopps H C (1962) IV. The collagen diseases, juvenile diabetes mellitus and idiopathic hematuria and proteinuria. Pediatrics 30:477
9. Dodge W F, Spargo B H, Travis L B (1967) Occurrence of acute glomerulonephritis in sibling contacts of children with sporatic acute glomerulonephritis. Pediatrics 40:1028
10. Dodge W F, Spargo B H, Travis L B, Srivastava R N, Carvajal H F, de Beukelar M M, Longley M P, Menchaca J A (1972) Post-streptococcal glomerulonephritis. A prospective study in children. New Engl J Med 286:273
11. Dodge W F, West E F, Smith E H, Bunce H (1976) III. Proteinuria and hematuria in school children: epidemiology and early natural history. J Pediatr 88:327
12. Ettenger R B (1976) Workup of a child with proteinuria. In: Clinic. Pediat. Nephrol. (ed) Lieberman E, Lippincott J B Co, Philadelphia, p. 27
13. Finkelstein F O, Siegel N J, Bastl C, Forrest J N, Jr, Kashgarian M (1976) Kidney transplant biopsies in the diagnosis and management of acute rejection reactions. Kidney Int 10:171
14. Ginzler E M, Nicastri A D, Chen, C K Friedman E A, Diamond H S, Kaplan D (1974) Progression of mesangial and focal to diffuse lupus nephritis. New Engl J Med 291:693
15. Gordillo-Paniagua G, Mota-Hernandez F, Velasques-Jones L, Zuniga-Armendares V: Clinicopathologic correlations of lupus nephritis in children. In: Pediatric Nephrology Strauss J, (ed) Plenum Press, New York,London, Vol 3, p. 139
16. Habib R, Loirat C (1974) Proteinuria. In: Pediatric Nephrology (eds) Royer P, Habib R, Mathieu H, Broyer M, Saunders, Philadelphia, p. 249
17. Hagge W W, Burke E C, Stickler G B (1967) Treatment of systemic lupus erythematosus complicated by nephritis in children. Pediatrics 40:822
18. Hulme B, Andres G A, Porter K A, Ogden D A (1972) Human renal transplants: IV. Glomerular ultrastructure, macromolecular permeability and hemodynamics. Lab Invest 26:2
19. Iversen R, Brun C (1951) Aspiration biopsy of kidney. Am J Med 11: 324
20. Jungmann P (1924) Über chronische Streptokokkeninfektionen. Dtsch Med Wschr 50:71
21. Kellow W F, Cotsonas N J, Jr, Chomet B, Zimmerman H J (1959) Evaluation of the adequacy of needle-biopsy specimens of the kidney. Arch Int Med 104:353
22. Kandall S, Edelmann C M, Jr, Bernstein J (1969) Acute poststreptococcal glomerulonephritis. A case with minimal urinary abnormalities. Am J Dis Child 118:426
23. Karafin L A, Kendall R, Fleisher D S (1970) Urologic complications in percutaneous renal biopsy in children. J Urol 103:332
24. Levy M, Broyer M, Arsan A, Levy-Bentolila D, Habib R (1976) Anaphylactoid purpura in childhood: Natural history and immunopathology. Adv Nephrol Necker Hosp 6:183
25. Lewy J E, Salinas-Madrigal L, Herdson P B, Pirani C L, Metcoff J (1971) Clinicopathologic correlations in acute post-streptococcal glomerulonephritis. Medicine 50:453

26. Lindquist R R, Gutmann R D, Merrill J P, Dammin G J (1968) Human renal allografts: Interpretation of morphologic and immunohistochemical observations. Am J Pathol 53:851
27. Meslin A G, Rothfield N (1968) Systemic lupus erythematosus in childhood. Analysis of 42 cases, with comparative data on 200 adult cases followed concurrently. Pediatrics 42:37
28. Muehrcke R C, Kark R M, Pirani C L (1955) Biopsy of the kidney in the diagnosis and management of renal disease. New Engl J Med 253:537
29. Pollak V E (1976) Treatment of lupus nephritis. Adv Nephrol Necker Hosp 6:137
30. Porter K A, Andres G A, Colder M W, Dossitor J B, Hsu K C, Randall J M, Seegal B C, Starzl T E (1968) Human renal transplants II. Immunofluorescent and immunoferritin studies. Lab Invest 18:159
31. Randolph M R, Greenfield M (1967) Proteinuria. Am J Dis Child 114:631
32. Richard G A, Fennell R S, Garin E H, Walker R D, Donelly W H (1974) Hematuria: Different types and clinical significance. In: Pediatric Nephrology, (ed) Strauss J, Straton Intern Med Book Corp, New York, London, Vol. I, p. 61
33. Schacht R G, Iqbal M S, Gluck M C, Gallo G, Baldwin D S (1975) The long-term course of post-streptococcal glomerulonephritis in children. Am Fed Clin Res 23:373
34. Spargo B H, Dodge W F, Travis L B (1976) The relationship between the clinical course and pathologic features of post-streptococcal glomerulonephritis. In: Contrib. Nephrol. Glomerulonephritis (eds) Sterzel R B, Thomas D, Brod J, Karger S, Basel, Vol. 2, p. 130
35. Vernier R L, Farguqar M G, Brunson J G, Good R A (1958) Chronic renal disease in children. Am J Dis Child 96:306
36. West C D (1976) Asymptomatic hematuria and proteinuria in children. Causes and appropriate diagnostic studies. J Pediatr 89:173
37. White R H R (1963) Observations on percutaneous renal biopsy in children. Arch Dis Child 38:260
38. Zimmerman S W, Jenkins P G, Shelp W D, Bloodworth J M B, Jr, Burkholder P M (1975) Progression from minimal or focal to diffuse proliferative lupus nephritis. Lab Invest 32:665

Indikationen zur Nierenbiopsie bei akutem Nierenversagen und chronischer Niereninsuffizienz bei Kindern

M. Brandis, Hannover

Die Entscheidung zur Nierenbiopsie bei akuter oder chronischer Niereninsuffizienz ist häufig mit Unsicherheit behaftet. Der geforderte therapeutische Nutzen ist nur sehr selten aus dem histologischen Ergebnis ablesbar, und langfristige prognostische Aussagen sind nicht immer möglich. Dennoch wurde in letzter Zeit die Bedeutung des histologischen Befundes für die Diagnostik der Urämie mehrfach hervorgehoben. [8, 49] Insbesondere sind neuartige, noch nicht etablierte Therapie-Programme nur denkbar, wenn vor Beginn eine eindeutige histologische Diagnose vorhanden ist. [49] Wenn nun nicht immer der therapeutische Nutzen direkt ablesbar ist, sind dennoch neue Argumente für die Entscheidung zur histologischen Untersuchung dazugekommen. Gerade bei kindlichen urämischen Patienten wird die Frage der Heredität einer Nierenerkrankung von enormer Wichtigkeit. Auch bei der heutigen Möglichkeit, Nieren schon im Kleinkindesalter zu transplantieren, ist das Wissen um eine potentielle Wiederkehr der Grundkrankheit von enormer klinischer Relevanz. Damit hat sich die Verteilung von Nierenerkrankungen, die in früheren Jahren einer Nierenbiopsie unterzogen wurden, verlagert von den weniger problematischen nephrotischen Syndromen und Glomerulonephritiden auf die progredient zur Niereninsuffizienz führenden Leiden. Letztlich wird durch die histologischen Ergebnisse von Endstadien einer Nierenerkrankung auch das Wissen um diese Krankheit gefördert, wie Seymor et al. es ausdrücken [40].

Akutes Nierenversagen

Wird das Nierenversagen zum führenden klinischen Symptom, ist die Ursache in der Regel aufgrund der Anamnese und der klinischen Symptomatik bestimmbar [42, 47]. Wird eine prae- oder postrenale Ursache wahrscheinlich, ist keine Indikation für eine Nierenbiopsie gegeben. Primär intrarenal ablaufende Prozesse, die in der Regel durch eine klassische Urinsymptomatik mit Hämaturie und Proteinurie untermauert werden, stellen die wichtigsten Indikationen für eine Nierenbiopsie bei akutem Nierenversagen.

Im Gegensatz zu den Erfahrungen bei erwachsenen Patienten [49] wird im Kindesalter intrarenal ein Nierenversagen durch eine besondere Kollektion von Erkrankungen ausgelöst. Während Wilson et al. [49] in ihrem Patientenmaterial aufgrund der Biopsie 6 von 84 Patienten mit einer Lipoid-Nephrose fanden, die konsequent behandelt, auch problemlos verliefen, sind bei Kindern sehr viel häufiger das hämolytisch-urämische Syndrom, die Poststreptokokkennephritis und auch die Schoenlein-Henoch-Nephritis die Grunderkrankung. In Tabelle 1 sind die eigenen Erfahrungen der letzten Jahre wiedergegeben.

Tabelle 1. Nierenbiopsien bei akutem Nierenversagen in der Kinderklinik der Med. Hochschule Hannover 1972–1977

Hämolytisch-urämisches Syndrom	4
Rapid-progressive Glomerulonephritis	2
Maligne Nephrosklerose	2
Nierenrinden-Nekrose	1
Mesangiale Sklerose	1
Goodpasture-Syndrom	1

Die schwere Verlaufsform einer akuten Poststreptokokken-Nephritis, die sich klinisch dann häufig als *Rapid-progressive Glomerulonephritis* darstellt, ist eine der Ursachen dieser Form des akuten Nierenversagens. Eine Biopsie im frühen Stadium zeigt dann die typischen extrakapillär proliferativen und nekrotisierenden Veränderungen an den Glomerula [6, 7, 10, 23, 29, 41]. Die Erholungs-Tendenz ist gerade bei Kindern nicht unbedingt ausgeschlossen [6, 23]. Durch die Dialyse-Therapie überleben heute die meisten Patienten die akute anurische Phase, und noch nach Wochen oder wenigen Monaten kann sich die Nierenfunktion wieder erholen [6, 23, 41]. Während gezielte Therapieversuche wie die Steroid-Stoß-Therapie [9] noch Einzelbeobachtungen sind, werden weiterreichende Therapie-Programme wie die Plasmapherese-Therapie erst aufgrund der eindeutigen histologischen Diagnose entschieden [23].

In Abb. 1–2 wird der Verlauf eines Jungen mit ausgeprägten histologischen Veränderungen einer rapid-progressiven Glomerulonephritis beschrieben. Die hier durchgeführte Steroid-Stoß-Therapie wurde 2 Wochen nach letzter Steroid-Injektion von einer Erholung der Nierenfunktion gefolgt, die für die folgenden Monate anhielt. Cole et al. [9] hatten an verschiedenen Patienten mit rasch progredient verlaufenden Glomerulonephritiden einen positiven Effekt dieser hochdosierten Steroid-Therapie gesehen. Die Entscheidung zu so eingreifender Therapie setzte jedoch eine eingehende histologische Diagnose voraus.

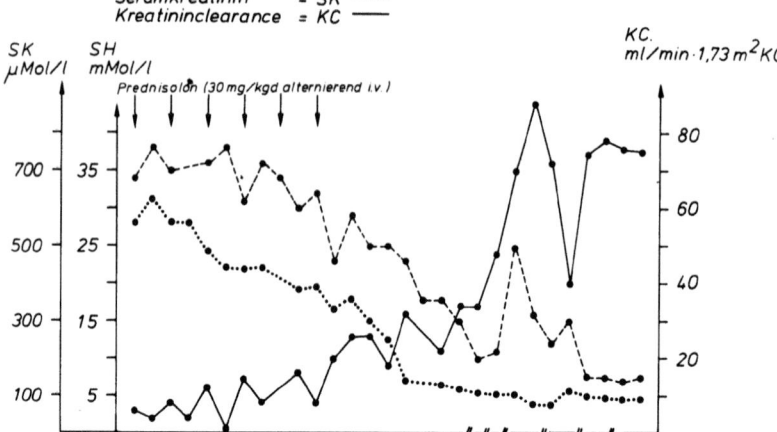

Abb. 1. Klinischer Verlauf eines 8jährigen Jungen (M. S.) mit rapid-progressiver Glomerulonephritis

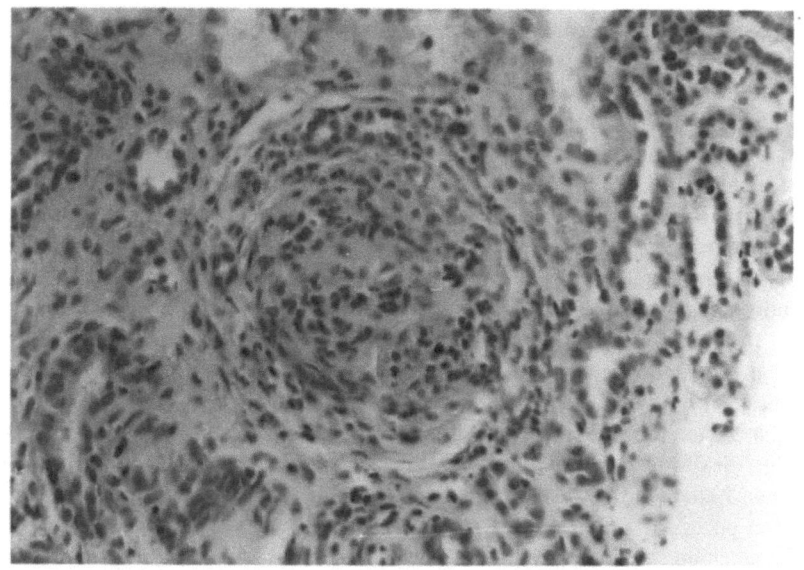

Abb. 2. Nierenbiopsie des 8jährigen Jungen (Abb. 1) 250fache Vergrößerung- PAS-Färbung, extrakapilläre Proliferation, Nekrosen

Bei Verdacht auf *primär vaskuläre Erkrankungen* steht der Nierenbiopsie mitunter eine entscheidende diagnostische Rolle zu. Dieses wird verdeutlicht an Hand eines Beispiels, das in Abb. 3–5 dargestellt wird. Wegen seit Monaten anhaltender maligner, therapieresistenter Hypertonie wurde schließlich der Blutdruck mit Hilfe einer Na-Nitroprussid-Infusion gesenkt. Im Gefolge dieser therapeutischen Maßnahmen kam es zum Nierenversagen, das durch eine Dialyse-Therapie überbrückt wurde. Die zu dieser Zeit gewonnene Nierenbiopsie zeigte ausgeprägte zwiebelschalenförmig verengte Arteriolen, die im Sinne einer malignen Nephrosklerose zu deuten waren. Überraschend erholte sich die Nierenfunktion wieder auf Normal-Werte und eine 2. Biopsie (Abb. 5) zeigte einen erheblichen Rückgang der histologischen Veränderungen. Die Pathogenese solcher vaskulären Erkrankungen bleibt in der Regel unklar, doch sind derartige histologische Veränderungen als Folge-Zustand eines *Hämolytisch-urämischen Syndroms* beschrieben worden [15, 26]. Die Vielfalt, mit der dieses Syndrom sich an der Niere niederschlägt, wirft die Frage einer Biopsie-Indikation besonders auf, denn die Diagnose wird klinisch gestellt und nicht an Hand der Histologie. In der Regel verbietet sich eine Biopsie im akuten Stadium wegen der meist vorhandenen Thrombopenie. Bleibt jedoch die Anurie für mehrere Wochen bestehen,

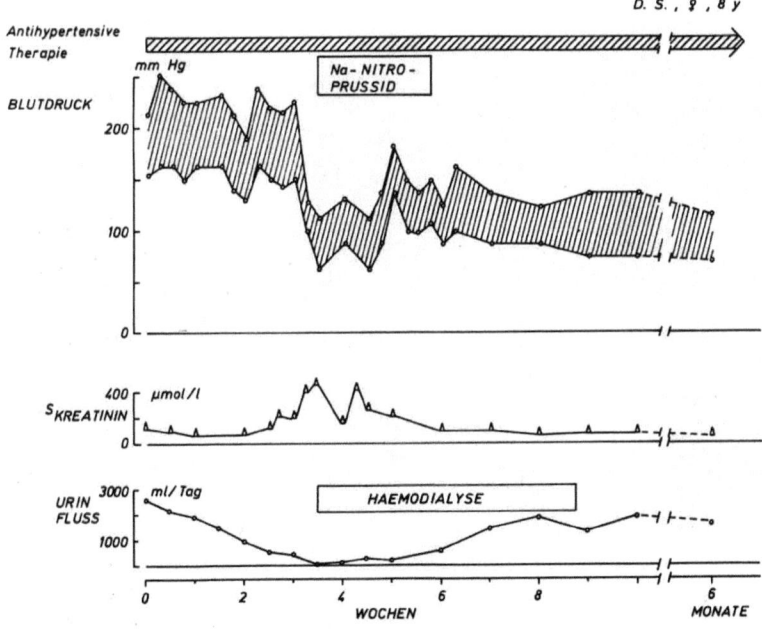

Abb. 3. Verlauf einer malignen Hypertonie bei 8jährigem Mädchen (D. S.)

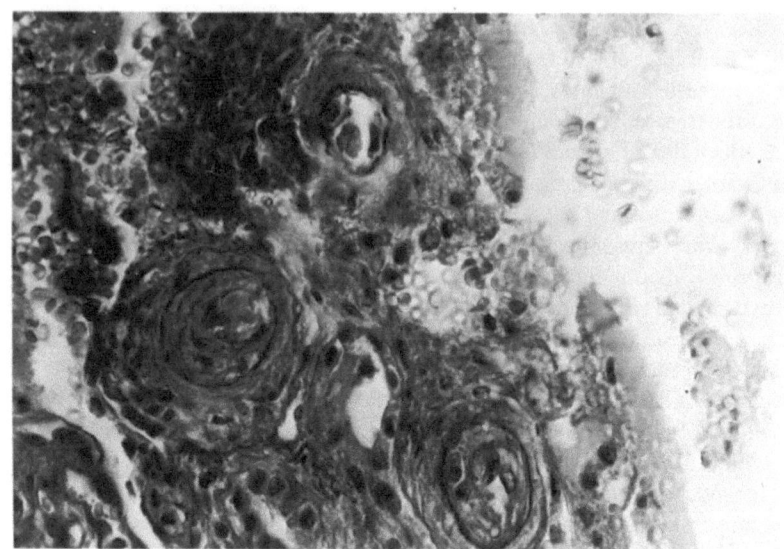

Abb. 4. 1. Nierenbiopsie des 8jährigen Mädchens (Abb. 3) Ausgeprägte Gefäßveränderungen, maligne Nephrosklerose. 400fache Vergrößerung, Van Gieson-Färbung

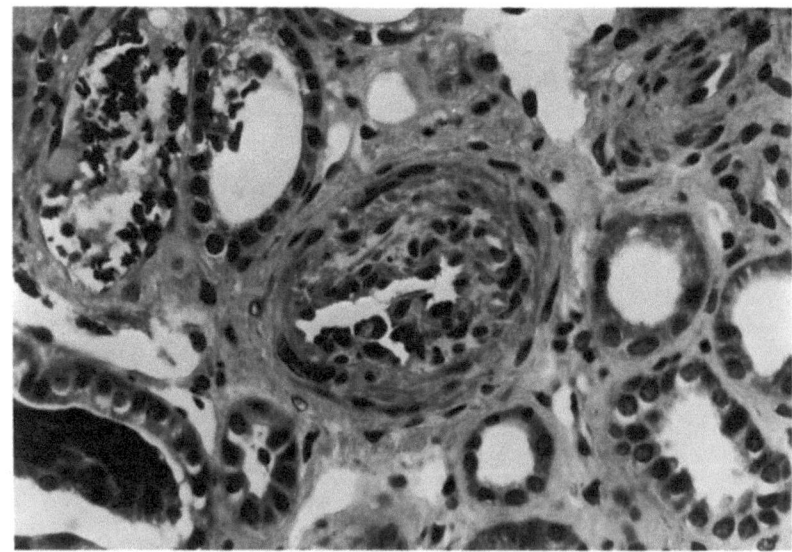

Abb. 5. 2. Biopsie der Patientin (Abb. 3) nach Wiedereinsetzen der Nierenfunktion und Normalisierung des Blutdrucks. Geringer Rückgang der vaskulären Veränderungen. 400fache Vergrößerung, Methacrylat, Movat-Färbung

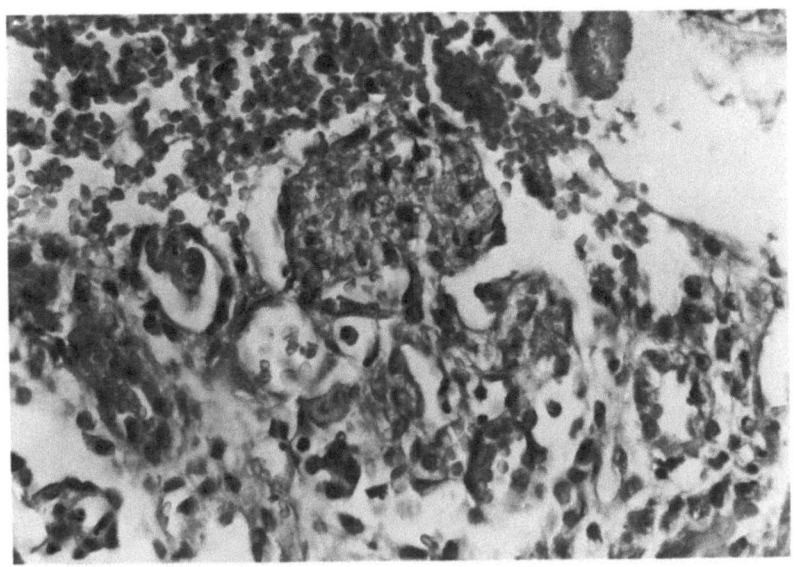

Abb. 6. Zustand nach Hämolytisch-urämischem Syndrom (Th. N.) Partielle Nierenrindennekrose. Nierenfunktion erholte sich vollständig. 400fache Vergrößerung, H. E.-Färbung

ist eine histologische Diagnostik insbesondere in bezug auf die Prognose von entscheidender Bedeutung. Abb. 6 gibt das histologische Ergebnis eines 1½jährigen Jungen wieder, dessen Nierenfunktion nach 2 Wochen Dialyse-Therapie noch nicht wieder eingesetzt hatte. Das Ergebnis zeigt den Zustand einer partiellen Nierenrindennekrose. Kurz danach begann die Niere wieder zu funktionieren, im Verlauf von Monaten erreichte die Funktion fast Normwerte.

Die Früherfassung der histologischen Veränderungen wird insbesondere dann notwendig, wenn das Ergebnis zu direkten therapeutischen Konsequenzen führt. Lockwood et al. [25] zeigten beim *Goodpasture-Syndrom* [37], daß der frühzeitige Einsatz einer mehrfach wiederholten Plasmapherese den Ablauf des sonst irreversiblen Geschehens günstig beeinflussen kann. Ähnlich gute Erfahrungen berichten sie von schweren Verläufen der *Lupus-Nephritis*. Während diese nun relativ selten im Kindesalter vorkommt, stellt sie doch eine Indikation zur frühen histologischen Klassifizierung dar, da therapeutische Chancen bestehen [1, 14, 35, 44].

Tabelle 2 gibt die wesentlichen Indikationen zur Durchführung einer Nierenbiopsie wieder. Eingeschlossen in die Liste wurde auch das Nierenversagen mit Verdacht auf Intoxikationen, die zwar selten, jedoch auch im Kindesalter eine mögliche Ursache darstellen kann [29].

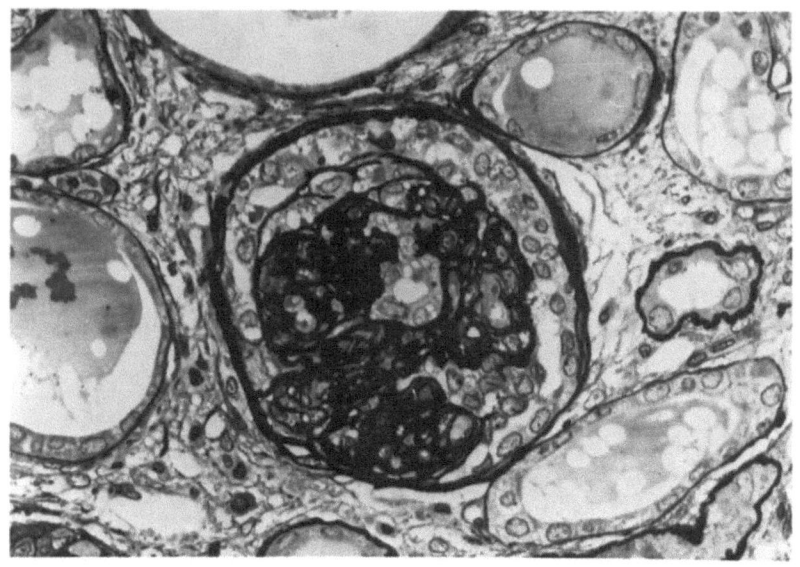

Abb. 7. Nierenbiopsie einer 5jährigen Patientin mit Mesangialer Sklerose. 400fache Vergrößerung, Methycrylat, Movat-Färbung

Tabelle 2. Indikationen zur Nierenbiopsie bei akutem Nierenversagen

[Rapid-progressive Glomerulonephritis
[Hämolytisch-urämisches Syndrom, wenn Anurie über 2 Wochen
[Verdacht auf Intoxikationen
[Nierenversagen bei Systemerkrankungen (Schoenlein-Henoch, Lupus, Goodpasture-Syndrom)

Chronische Niereninsuffizienz

Die klinische Symptomatik und die Anamnese lassen meist ausreichende Rückschlüsse auf die Art einer chronisch progredienten Niereninsuffizienz zu. Dennoch werden eine Reihe von Krankheitsbildern gerade im Kindesalter gefunden, die letztlich nur durch eine histologische Untersuchung der Niere diagnostiziert werden. Die verschiedenen Formen des *infantilen nephrotischen Syndroms* [5, 18, 21] verursachen nur selten früh eine chronische Niereninsuffizienz. Allein die Sonderform der mesangialen Sklerose führt in der Regel in den ersten Lebensjahren zur Urämie. Die bioptische Klärung dieser Sonderform (Abb. 7) erscheint notwendig zur Abgrenzung anderer nephrotischer Syndrome, wie der fokalen Sklerose, da erneutes Auf-

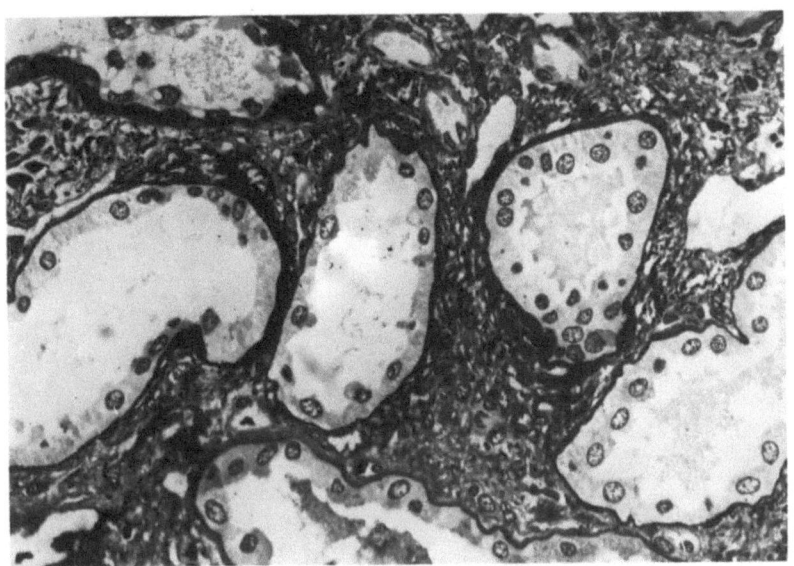

Abb. 8. Nierenbiopsie einer 9jährigen Patientin mit Nephronophthise. 400fache Vergrößerung, Methacrylat, Movat-Färbung

treten bei eventueller Transplantation beschrieben wurde. Später erworbene nephrotische Syndrome oder Glomerulonephritiden werden in der Regel nicht erst in der Niereninsuffizienz entdeckt und fallen daher hier nicht in die Indikationsliste.

Systemerkrankungen, wie die *Schoenlein-Henoch'sche Erkrankung* und der *Lupus erythematosus* werden nicht selten von einer über Jahre langsam zur Niereninsuffizienz führenden Nephritis begleitet. Risikoreiche Therapie-Programme, deren Chance teilweise nur durch Einzelbeobachtungen begründet ist, nicht jedoch durch kontrollierte Studien, sind nur zu rechtfertigen, wenn sie bei klarer histologischer Diagnose durchgeführt werden.

Die schweren Verlaufsformen der Schoenlein-Henoch-Nephritis [17, 24, 27] werden häufig Behandlungsversuchen unterzogen, meist jedoch ohne Erfolg [24]. Falls die Zukunft jedoch mehr Informationen liefern soll über die Chancen der Behandlungsfähigkeit derartiger Verläufe, ist auch jetzt schon eine bioptische Klärung notwendig.

Die im Kindesalter seltene Lupus-Nephritis [1, 14, 32, 44] kann in ihrer Histologie so variabel sein, daß nur sehr selten ein für die Lupus-Erkrankung pathognomonisches Bild gefunden wird. Therapeutische Programme, die hier erfolgreich sind, bleiben nur interpretierbar, wenn sie korreliert werden zu den morphologischen Veränderungen [44].

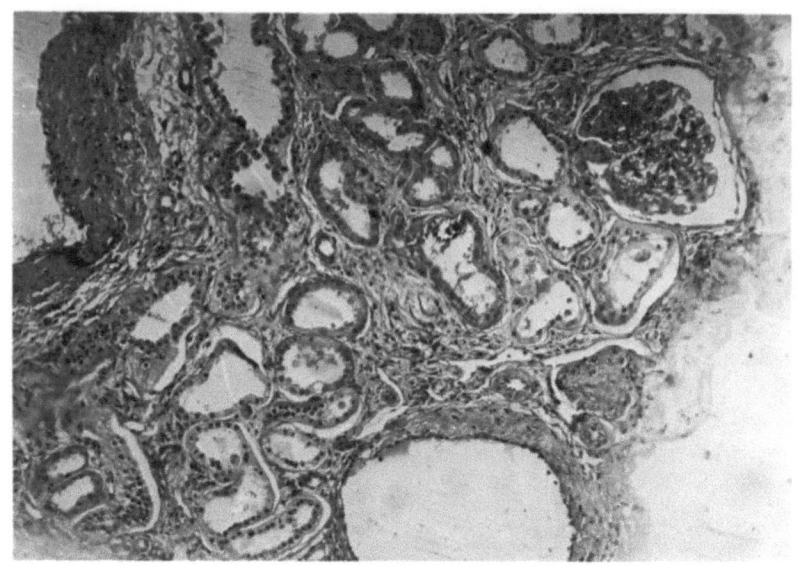

Abb. 9. Nierenbiopsie (offen) eines 10jährigen Jungen mit 8 Jahre bekannter und konstanter Niereninsuffizienz (G. B.). Oligomeganephronie. 100fache Vergrößerung, PAS-Färbung

Hereditäre Nephropathien spielen eine wesentliche Rolle bei Erfassung chronisch niereninsuffizienter Kinder. Da die extrarenale Manifestation des *Alport-Syndroms* [19, 43, 45] nicht bei allen Patienten voll ausgeprägt ist, sowie zeitlich in unterschiedlicher Reihenfolge sich manifestieren kann, ist die histologische Untersuchung bei Verdacht auf eine hereditäre Nephritis von immenser Bedeutung. Hierbei sind elektronenoptische Analysen des Materials Voraussetzung [43, 45], um die für das Alport Syndrom spezifischen Basalmembran-Veränderungen erkennen zu können.

Im Alter von 5 bis 10 Jahren manifestiert sich häufig erst die autosomalrezessiv vererbte *Nephronophthise* [4, 12 22]. Der klinisch auffällige Konzentrierungsdefekt ist das erste Symptom. Sehr früh wird meist eine Anämie beobachtet. Zusammen mit tapetoretinaler Degeneration wird diese Krankheit als Senior-Loken-Syndrom [2, 13] beschrieben. Selten kommt eine Leberfibrose dazu [36]. Die typische, schon im frühen Stadium der Insuffizienz nachweisbare Histologie ist beispielhaft in Abb. 8 wiedergegeben. Die Abgrenzung zu chronisch interstitiellen Nephritiden erscheint besonders wichtig, da letztere möglicherweise therapeutisch beeinflußbar sind.

Sehr früh kann eine Nierendysplasie durch die klinischen Zeichen der Urämie auffällig werden. Der Befund einer *Oligomeganephronie* [31, 38] wird in Abb. 9 dargestellt. Die sehr früh sich manifestierende Niereninsuffi-

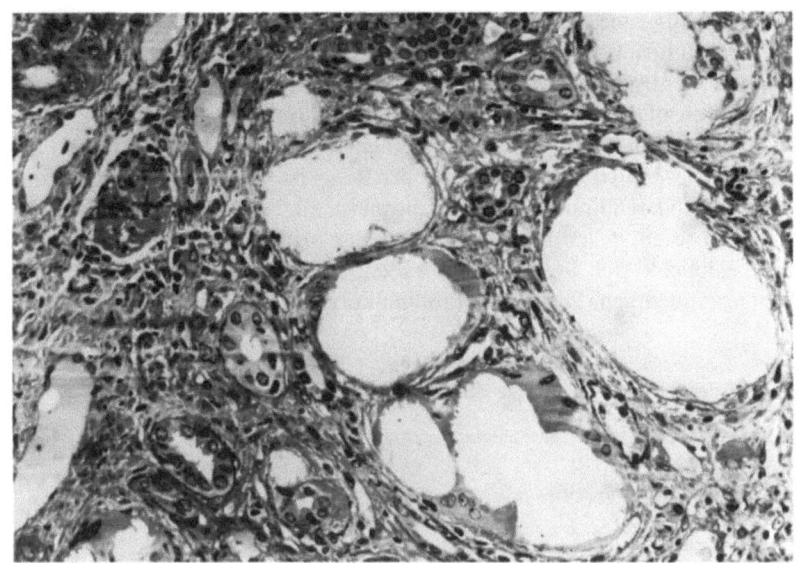

Abb. 10. Nierenbiopsie eines 10jährigen Mädchens (A. T.) mit Oxalose. 250fache Vergrößerung, Methacrylat, Movat-Färbung

zienz kann über viele Jahre unverändert bestehen ohne Zeichen einer schnellen Progredienz. Die histologische Sicherung der Diagnose eröffnet daher prognostische Aussagen über die Geschwindigkeit bis zum eventuellen Eintritt der terminalen Niereninsuffizienz. Die morphologischen Charakteristika sind, wie sie von Royer et al. [38] beschrieben wurden, gekennzeichnet durch eine auffällig geringe Anzahl an Glomerula und Nephronen bei gleichzeitiger Vergrößerung des glomerulären und tubulären Durchmessers.

Selten sind Stoffwechselstörungen die Ursache einer progredienten Niereninsuffizienz. Am bekanntesten ist die *Zystinose*, die in der Regel im Alter von 8 bis 12 Jahren zur terminalen Niereninsuffizienz führt [39]. Selten wird die Diagnose erst durch eine Nierenbiopsie gestellt, da heute andere Methoden einfacher und sicherer zu dieser Diagnose führen. Dennoch gibt es bisweilen relativ milde Ausprägungen des obligatorischen Fanconi-Syndroms, so daß eine Nierenbiopsie letztlich auch zur Klärung führen kann. Nach Transplantation wird zwar wieder Zystin in der Niere abgelagert, führt jedoch nicht zur Symptomatik eines Fanconi-Syndroms und auch nicht zur progredienten Niereninsuffizienz. Diese Kenntnis wurde letztlich durch Nierenbiopsien gewonnen.

Noch seltener führt im Kindesalter eine *Oxalose* zur chronischen Niereninsuffizienz. Bei dem in Abb. 10 dargestellten Beispiel wurde diese Diagnose erst aufgrund der Nieren-Histologie gestellt. Man erkennt ausgestanzte freie Räume im Interstitium der Niere; die Oxalatkristalle wurden bei der Fixation herausgelöst. Die Sicherung der Diagnose ist hier nun wegen der hohen Transplantat-Rezidiv-Quote von Bedeutung [48].

Eine besondere Gruppe von Krankheiten stellen die verschiedenen Formen der *Zystennieren* dar [3, 34]. In der Regel ist bei fortgeschrittenen Stadien keine Nierenbiopsie indiziert, da meist klinisch und radiologisch die Artdiagnose zu stellen ist. Falls einmal eine seltene Sonderform vermutet wird, empfiehlt sich in derartigen Fällen, eine gezielte Keilexzision unter Sicht vorzunehmen. Die Nierenblindpunktion ist hier überfordert.

Tabelle 3. Nierenbiopsien bei chronischer Niereninsuffizienz in der Kinderklinik der Med. Hochschule Hannover 1972–1977

Nephronophthise	6
Schoenlein-Henoch-Nephritis	4
Alport-Syndrom	2
Fokale Sklerose	2
Oligomeganephronie	1
Mesangiale Sklerose	1
Interstitielle Nephritis	1
Amyloidose	1
Proliferativ-skleros. Glom-Nephritis	1
Nierenhypoplasie	1

Die eigenen Erfahrungen mit Biopsien bei chronisch niereninsuffizienten Patienten sind in der Tabelle 3 zusammengefaßt. Es zeigte sich dabei, daß die Nephronophthise und die schweren Formen der Schoenlein-Henoch-Nephritis den überwiegenden Teil ausmachten. Unter Einbeziehung dieser eigenen Erfahrungen kann die Indikation zur Nierenbiopsie bei chronischer Niereninsuffizienz ungeklärter Ursache dann gestellt werden, wenn die eindeutige histologische Diagnose zur genauen Klassifizierung, zur Frage der Heredität, zur Frage der Wiederkehr im Transplantat notwendig ist. Tabelle 4 stellt eine Liste der Indikationen zusammen.

Tabelle 4. Indikationen zur Nierenbiopsie bei chronischer Niereninsuffizienz

[Infantile nephrotische Syndrome
[Therapieresistente nephrotische Syndrome und Glomerulonephritiden (einschließlich Lupus erythematosus und Schoenlein-Henoch)
[Verdacht auf hereditäre Nephropathie (z. B. Nephronophthise, Alport-Syndrom)
[Verdacht auf Stoffwechselstörungen (Zystinose, Oxalose, Nephrocalcinose, Amyloidose)
[Chronische Transplantat-Abstoßung

Abschließend soll noch zur Frage der Biopsie-Indikationen bei Transplantat-Nieren Stellung genommen werden. Nach Millard et al. [30] hat sich ein Verfahren bewährt, wie es in der Tabelle 5 dargestellt ist [50].

Tabelle 5. Indikation zur Nierenbiopsie bei Transplantatabstoßung

[Postoperative Anurie über 2 Wochen
[Nach Abstoßungsreaktionen, die nicht auf Behandlung reagieren.
[Langsam abnehmende Nierenfunktion
[Zunahme der Proteinurie und Hämaturie
[Verdacht auf Wiederkehr der Grundkrankheit

Während die akute Abstoßungsreaktion durch klinische Parameter, wie Funktionsverschlechterung, Fieber, Blutdruck-Erhöhung gekennzeichnet ist, kann nach langanhaltender Anurie-Phase die Biopsie-Indikation gegeben sein, um eine eventuell sinnlose immunsuppressive Therapie zu beenden. Bei chronischen Abstoßungsverläufen kommt differential-diagnostisch immer auch die Wiederkehr der Grundkrankheit in Frage. Schon daher ist hier die Biopsie eher großzügig anzusetzen. Da es sich jedoch bei der Transplantatniere um eine Einzelniere handelt, müssen grundsätzlich auch die allgemeinen Kontraindikationen zur Nierenbiopsie in die Entscheidung miteinbezogen werden.

Bei akuter oder chronischer Niereninsuffizienz ist das Biopsie-Risiko grundsätzlich höher anzusetzen als bei normaler Nierenfunktion. Dieser Umstand muß jeweils in die Überlegungen miteinbezogen werden.

Anmerkung: Die Nierenbiopsien wurden im Pathologischen Institut der Medizinischen Hochschule Hannover (Direktor Prof. Dr. A. Georgii) durch Herrn Prof. Dr. H. Zobl und Herrn Dr. U. Schnaidt ausgewertet.

Literatur

1. Baldwin D S, Gluck M C, Lowenstein J, Gallo G R (1977) Lupus nephritis. Clinical course as related to morphological forms and their transition. Amer J Med 62: 12
2. Bennett W M, Simon N M, Krill A E, Weinstein R E, Carone F A (1975) Cystic disease of the renal medulla associated with retinitis pigmentosa and amino acid abnormalities. Clin Nephrol 4: 25
3. Bernstein J (1973) The classification of renal cysts. Nephron 11: 91
4. Betts P R, Forrest-Hay I (1973). Juvenile nephronophthisis. Lancet II: 475
5. Bouton J M, Coulter J B S (1974) The nephrotic syndrome of infancy. Acta Paediatr Scand 63: 769

6. Brandis M, Krause P H, Hünermund G, Bahlmann J (1976) Perakute Glomerulonephritis. Klinische und bioptische Verlaufsbeobachtung bei 7jährigem Kind. Mschr Kinderheilkd 124: 85
7. Cameron J S, Ogg C S (1973) Rapidly progressive glomerulonephritis with extensive crescents. In: Kincaid-Smith P, Mathew T H, Lovell Becker (eds) Glomerulonephritis. John Wiley, New York, p. 735
8. Curtis J J, Rakowski T A, Argy W P, Schreiner G E (1976) Evaluation of percutaneous kidney biopsy in advanced renal failure. Nephron 17: 259
9. Cole B R, Brocklebank J T, Kienstra R A, Kissane J M, Robson A M (1976) »Pulse« methylprednisolone therapy in the treatment of severe glomerulonephritis. J Pediatr 88: 307
10. Dart R A, Deodhar S D, McCormack L J, Vidt D G (1972) Clinical immunopathologic studies in rapidly progressive glomerulonephritis. Lab Invest 26: 490
11. Epstein F H (1971) Calcium nephropathy. In: Strauss M B, Welt L G (eds) Diseases of the kidney. Little, Brown and Co, Boston, p. 903
12. Fanconi G, Illig R (1960) Das familiäre Vorkommen der Lipoidnephrose und der Nephronophthise. Mod Probl Paed 6:298
13. Fillastre J P, Guenel J, Ribert P, Marx P, Whitworth J A, Kunk J M (1976) Senior-Loken syndrome (nephronophthisis and tapeto-retinal degeneration): A study of 8 cases from 5 families. Clin Nephrol 5; 14
14. Fish A J, Blau E B, Westberg N G, Burke B A, Vernier R C, Michael A F (1977) Systemic lupus erythematosus within the first two decades of life. Amer J Med 62: 99
15. Giannantonio C A, Vitacco M, Medilaharzu F, Gallo G E, Sojo E T (1973) The hemolytic uremic syndrome. Nephron 11: 174
16. Habib R (1970) Classification anatomique de néphropathies glomérulaire. Päd Fortb 28: 3
17. Habib R (1973) Discussion on Schoenlein Henoch-Nephritis. In: Kincaid-Smith P, Mathew T H, Lovell-Becker E (eds) Glomerulonephritis. John Wiley, New York, p. 17
18. Habib R, Bois E (1973) Héterogeneity des syndromes nephrotiques à début précose chez nocerrisson (syndrome néphrotiques »infantile«). Etude anatomo-clinique et génétique des 37 observations. Helv paed Acta 28: 91
19. Hinglais N, Grünfeld J P, Bois E (1972) Characteristic ultrastructural lesion of the glomerular basement membrane in progressive hereditary nephrites. (Alport's syndrome) Lab Invest 27: 473
20. Jones D B (1968) Formation and healing of glomerular epithelial crescents. Lab Invest 18: 326
21. Kaplan B S, Bureau M A, Drummond K N (1974 The nephrotic syndrome in the first year of life. Pediatrics 85: 615
22. Kliger A S, Scheer R L (1976) Familial disease of renal medulla. Ann Intern Med 85: 190
23. Leonhard C D, Nagle R B, Striker G E, Cutler R E, Scribner B H (1970) Acute glomerulonephritis with prolonged anuria. Ann Intern Med 73: 703
24. Levy M, Broyer M, Arsan A, Levy-Bentolila, Habib R (1976) Anaphylactoid purpura in childhood: Natural history and immunpathology. Adv Nephrol Necker Hosp 6: 183
25. Lockwood C M, Rees A J, Pussel P, Peters D K (1977) Experience of the use of plasma exchange in the management of potentially fulminating glomerulonephritis and SLE. Exp. Hemat. 5, Suppl. 1, 117
26. Mathieu H, Leclerc F, Habib R, Royer P (1969) Etude clinique et biologique de 37 observations de syndrome hemolytique et urémique. Arch franc Pédiatr 26: 369
27. Méadow R S, Glasgow E F, White R H R, Moncrieff M W, Cameron J S, Ogg C S (1972) Schoenlein-Henoch nephritis. Quart J Med NS 163: 241

28. Meadows R (1973) Glomerulonephritis with fibrin and crescent formation. In: Kincaid-Smith P, Mathew T H, Lovell-Becker E (eds) Glomerulonephritis. John Wiley, New York, p. 695
29. Michelsen P, De Schepper P J, De Broe M, Valkenborgh G, Tricot D P (1972) Renal disease due to drugs. In: Meyler L, Peck H M (eds) Drug-induced Diseases. Excerpta Medica, Amsterdam, Vol IV, p. 201
30. Millard P R, Herbertson B M, Evans D B (1970) Renal biopsy in clinical management of renal transplantation. A light microscopic study. Lancet I: 113
31. Morita T, Wenzl J, Mc Coy J, Porch J, Kimmelstiel P (1973) Bilateral hypoplasia with oligomeganephronia. Quantitative and electron microscopic study. Amer J clin Pathol 59: 104
32. Muehrcke R C, Kark R M, Pirant C L, Pollak V E (1957) Lupus nephritis: a clinical and pathological study based on renal biopsies. Medicine 36: 2
33. Olsen S, Petersen V P (1975) Extracapillary (crescentic) glomerulonephritis. Acta med Scand 198: 145
34. Osatanondh V, Potter E L (1964) Pathogenesis of polycystic kidneys. Arch Path 77: 459
35. Pollak V E, Pirani C L (1969) Renal histologic findings in systemic lupus erythematosus. Mayo Clin Proc 44: 630
36. Proesmanns W, Van Damme B, Macken J (1975) Nephronophthisis and tapetoretinal degeneration with liver fibrosis. Clin Nephrol 3: 160
37. Proskey A J, Weatherbee L, Easterling R E, Greene J A, Weller J M (1970) Goodpasture's syndrome. Amer J Med 48: 162
38. Royer P, Habib R, Courtecuisse V, Leclerc F (1967) L'hypoplasie rénale bilatérale avec oligonéphronie. Arch franc Pediatr 24: 249
39. Schneider J A, Seegmiller J E (1972) Cystinosis and the Franconi syndrome. In: Stanbury J B, Wyngaarden J B, Frederickson D S (eds) Metabolic Basis of Inherited disease. McGraw Hill, New York
40. Seymor A E, Spargo B H, Penksa R (1974) Contribution of renal biopsy studies to the understanding of disease. Amer J Pathol 65: 366
41. Sharma H M, Anand S K, Trygstad C W (1973) Rapidly progressive glomerulonephritis in children. Lab Invest 28: 396
42. Sharpstone P (1970) Acute renal failure. Brit Med J 4: 158
43. Sherman R L, Churg J, Yudis A (1974) Hereditary nephritis with a characteristic renal lesion. Amer J Med 56: 44
44. Sinniah R, Feng P H (1976) Lupus nephritis: correlation between light, electron microscopic and immunofluorescent findings and renal function. Clin Nephrol 6: 340
45. Spear G S, Slusser R J (1972) Alport's syndrome. Amer J Pathol 69: 213
46. Striker G E, Cutler R E, Huang T W, Benditt E P (1973) Renal failure, glomerulonephritis and glomerular epithelial cell hyperplasia. In: Kincaid-Smith P, Mathew T H, Lovell-Becker E (eds) Glomerulonephritis. John Wiley, New York, p. 657
47. Thompson G E (1973) Acute renal failure. Med Clin North Amer 57: 1579
48. Williams H E, Smith L H (1972) Primary hyperoxaluria. In: Stanbury J B, Wyngaarden J B, Frederickson D S (eds) The metabolic basis of inherited disease. Mc Graw Hill, New York, p. 196
49. Wilson D M, Turner D R, Cameron J S, Ogg C S, Brown C B, Chantler C (1976) Value of renal biopsy in acute intrinsic renal failure. Brit Med J 2: 459
50. Zollinger H U, Mihatsch M J (1978) Renal Pathology in Biopsy. Springer, Berlin Heidelberg New York

Komplikationen und Kontraindikationen von perkutaner und offener Nierenbiopsie bei Kindern

H. J. Bachmann, Essen

Ziel jeder Nierenbiopsie ist es, ohne wesentliche Gefährdung und Beeinträchtigung des Patienten eine ausreichende Menge an brauchbarem Nierengewebe für die vorgesehenen histologischen Untersuchungen zu gewinnen. Als Methoden kommen die offene und die perkutane Nierenbiopsie in Frage. Die Entscheidung für eines dieser Verfahren wird vor allem von drei Kriterien beeinflußt:
- von der Zuverlässigkeit, mit der es gelingt, eine ausreichende Menge an Nierengewebe zu gewinnen;
- von der mit dem Eingriff verbundenen Beeinträchtigung für den Patienten;
- von der jeweiligen Komplikationsrate.

In den vergangenen 25 Jahren wurden erhebliche Anstrengungen unternommen, um beide Methoden der Gewebsentnahme weiter zu verbessern. So wurden für offene Nierenbiopsien neben der operativen Freilegung der Niere halboffene Verfahren (Lumboskopie, Freilegung eines Nierenpols mit Nadelpunktion unter Sicht), entwickelt [5, 8, 16, 42], bei denen die Belästigung für den Patienten erheblich geringer, die Zuverlässigkeit der Gewebsentnahme aber weiterhin gewährleistet ist. Als Routinemethode wurde die Lumboskopie früh von der Pariser Gruppe um Hamburger eingeführt. 1961 berichtete Hamburger über 550 Biopsien [8], die nach dieser Methode durchgeführt worden waren, bei denen es weder zu Todesfällen noch zu perirenalen Hämatomen gekommen war.

Die perkutane Nierenbiopsie erfuhr vor allem durch die Entwicklung genauerer Methoden zur Lokalisation der Niere eine erhebliche Verbesserung. Auf diese Weise wurde eine weitgehend gezielte Gewebsentnahme möglich [3, 15, 20, 37].

Zuverlässigkeit bei der Gewinnung von für die histologische Untersuchung brauchbarem Nierengewebe

Die Erfolgsquote bei der *offenen* Biopsie wird gewöhnlich mit 100% angegeben. Daß auch bei dieser Methode Fehlpunktionen möglich sind, zeigt die prospektive Analyse von Sommerkamp [42] (eine Fehlbiopsie bei 81 Punktionen). Die Verwendbarkeit des entnommenen Gewebes wird nicht selten dadurch beeinträchtigt, daß das Gewebe in den Randpartien gequetscht ist. Eine histologische Beurteilung wird hierdurch erschwert.

Tabelle 1. Punktionsergebnisse bei perkutaner Nierenbiopsie

Autor	Jahr	Zahl der Biopsien	Kinder	Erwachsene	Adäquates Gewebe (%)
Dodge et al.	1962	205	205		92
White	1963	100	100		91
Muth	1965	500		500	95
Edelmann u. Greifer	1967	200	200		97,5
Metcoff	1970	245	245		93
Manitz	1974	1015	240	775	93
Colodny u. Reckler	1975	100	100		97
Diaz-Buxo u. Donadio	1975	1000	~ 200	~ 800	95

Für die *perkutane* Biopsie liegt die Erfolgsquote heute zwischen 90 bis 95% (Tabelle 1). Die Erfolgsquote hängt wesentlich von der Erfahrung des Untersuchers ab. Diese Tatsache wurde von Carvajal und Mitarbeitern [7] analysiert. In der ersten Publikation dieser Gruppe, die von Dodge 1962 zusammengestellt wurde [14], lag die Erfolgsquote bei 92%, in der 1971 erfolgten Zusammenstellung von Carvajal [7], die über 890 Patienten berichtet, sank die Erfolgsquote auf 83%. Die Autoren erklären dies damit, daß bei den ersten 205 Biopsien nur drei Untersucher, bei den übrigen 685 Biopsien jedoch 16 Untersucher beteiligt waren.

Tabelle 2. Perkutane Nierenbiopsie – Punktionsergebnisse bei Kindern (0–5 Jahre)

Autor	Jahr	Zahl der Biopsien	Adäquates Material (%)	Erfolgsquote des Gesamtkollektivs (%)
White	1963	63	90,5	91
Edelmann u. Greifer	1967	75	96	97,5
Carvajal et al. (0–4 J.)	1971	111	87	83

Die Punktionsergebnisse bei Kindern unter 5 Jahren sind offensichtlich ähnlich günstig wie bei älteren Kindern und Erwachsenen. Angaben liegen hierzu von White [46], Edelmann und Greifer [15] und Carvajal et al. [7] vor (Tabelle 2). Adäquates Gewebe konnte bei Kindern dieser Altersgruppe in

87 bis 96% gewonnen werden. Die Vergleichszahlen für das gesamte Kollektiv betragen 83 bis 97,5%.

Bei entsprechender Erfahrung lassen sich also heute mit annähernd gleicher Zuverlässigkeit mit beiden Methoden geeignete Gewebsproben für die histologische Untersuchung gewinnen.

Beeinträchtigung des Patienten

Es ist unstrittig, daß die Belästigung für den Patienten bei der herkömmlichen offenen Biopsie erheblich größer ist als bei der perkutanen [24, 28]. Nachteilig sind der große chirurgische Eingriff, die erforderliche Allgemeinanästhesie, der längere stationäre Aufenthalt und die kosmetisch störende Narbe. Dieser Eingriff ist für wiederholte Biopsien wenig geeignet. Bei der halboffenen Biopsie (Lumboskopie) sind nachteilige Begleiterscheinungen weniger gravierend. Dieser Eingriff kann wie die perkutane Biopsie in Lokalanästhesie gemacht werden, die Operationsdauer ist kurz, das Operationsteam kleiner, das kosmetische Resultat weniger störend [42].

Trotzdem bleibt die perkutane Nierenbiopsie der für den Patienten am wenigsten belästigende Eingriff. Viele Untersucher führen die Punktion bei Kindern aller Altersgruppen nach vorheriger Sedierung in Lokalanästhesie durch. Die Allgemeinnarkose ist nur bei fehlender Kooperation des Patienten erforderlich. Die weitaus meisten Patienten haben während und nach dem Eingriff keine Beschwerden und können 24 bis 48 Stunden später die Klinik verlassen.

Komplikationen

Veröffentlichungen über Komplikationen bei Nierenbiopsien sind in mancher Hinsicht unvollständig und nicht immer zutreffend. So gibt es über offene Nierenbiopsien kaum Publikationen, während über die perkutane Nierenbiopsie häufig berichtet wurde. Exakte Daten über Komplikationen bei offener Nierenbiopsie liegen nicht vor.

Dies mag unter anderem damit zusammenhängen, daß in den wenigsten Kliniken Komplikationen bei Nierenbiopsien prospektiv registriert werden. Zum zweiten läßt sich aus der Diskrepanz zwischen den Angaben der bei der Umfrage der Arbeitsgemeinschaft für pädiatrische Nephrologie erhobenen Daten (4 Todesfälle im Zusammenhang mit perkutaner Nierenbiopsie) und den zum gleichen Zeitpunkt in der Literatur mitgeteilten Daten (seit 1969 kein Todesfall im Zusammenhang mit einer perkutanen Nierenbiopsie) schließen, daß selbst eine vollständige Erfassung aller Literaturangaben zu diesem Thema nur eine unvollständige Orientierung über dieses Problem gestattet. Dieser Aspekt sollte bei den folgenden Ausführungen mit berücksichtigt werden.

Offene Nierenbiopsie

Pädiatrische Erfahrungsberichte liegen unseres Wissens nur von Vernier und Good [45] und Schmidt und Baker [43] vor. Vernier und Good berichteten über 30 offene Nierenbiopsien bei Kindern; als einzige Komplikation trat einmal eine Wundheilungsstörung auf. Von 61 Kindern im Alter von 6 Wochen bis zu 12 Jahren, über die Schmidt und Baker 1976 berichteten und bei denen Keilexzisionen durchgeführt wurden, entwickelten drei Wundheilungsstörungen und einer eine Sepsis.

Sommerkamp und Mitarbeiter berichteten 1976 über eine vergleichende Untersuchung an 82 Patienten mit offener Nierenbiopsie und 110 Patienten mit halboffener Nierenbiopsie [42]. Unter den 82 offen biopsierten Patienten kam es viermal zu anästhesiologischen Komplikationen (zweimal schwere Hypotension, einmal Laryngospasmus, einmal Nachrelaxation) und viermal zur unbeabsichtigten peritonealen Eröffnung, postoperativ siebenmal zu Makrohämaturien, elfmal zu Wundheilungsstörungen und siebenmal zu Fieber über 38,5 °C, einmal zu einem Ileus. Im Vergleich hierzu waren nach halboffenen Biopsien Makrohämaturien und Wundheilungsstörungen seltener.

Eine wesentlich größere Zusammenstellung über Komplikationen bei offener Nierenbiopsie wurde von Reinecke [34] vorgestellt. Er berichtete über eine Umfrage bei 93 urologischen Abteilungen, aus denen insgesamt 2122 offene Nierenbiopsien mit folgenden Komplikationen gemeldet wurden: 21mal leichte, zweimal schwere Nachblutungen (einmal wurde eine Nephrektomie erforderlich); Sekundärheilungen traten 15mal auf, einmal wurde aus diesem Grund eine Nephrektomie erforderlich; in den ersten 72 Stunden nach der Biopsie traten drei Todesfälle infolge Herz-Kreislaufversagens auf. Hieraus errechnet sich eine Letalität von 0,41%. Es ist unwahrscheinlich, daß diese Letalitätsangabe repräsentativ ist, ich nenne diese Zahl trotzdem, weil ähnliche Zahlen immer wieder als Argument gegen die perkutane Nierenbiopsie angeführt werden.

Perkutane Nierenbiopsie

Von Kollwitz [22], White [46], Schütterle und Fritsch [44] und Ditscherlein [13] wurden Zusammenstellungen über die zu diesem Zeitpunkt in der Literatur im Zusammenhang mit perkutanen Nierenbiopsien berichteten Todesfälle erstellt (Tabelle 3). Die von den ersten drei Autoren berechnete Letalität liegt zwischen 0,14 und 0,25%. Ditscherlein berichtet über 32 Todesfälle; er

Tabelle 3. Todesfälle im Zusammenhang mit perkutanen Nierenbiopsien

Autor	Jahr	Zahl der Biopsien	Zahl der Todesfälle	%
Kollwitz	1961	5 700	8	0,14
White	1963	10 000	17	0,17
Schütterle u. Fritsch	1965	8 000	20	0,25
Ditscherlein	1969	15 000	32	

verzichtet aber offensichtlich bewußt auf eine prozentuale Angabe. Aus mehreren Gründen können diese Angaben nicht als repräsentativ angesehen werden: Bei den Todesfällen handelt es sich vielfach um Einzelbeobachtungen; die für eine prozentuale Berechnung notwendige Bezugszahl fehlt; dies gilt etwa für die von Hamburger beim Ciba-Symposium 1961 mitgeteilten vier Fälle [8]. Mehr als die Hälfte der Beobachtungen stammt aus kleinen Kollektiven. Die heute üblichen Kontraindikationen wurden zum Teil gröblich mißachtet; die Mehrzahl der verstorbenen Patienten war zum Zeitpunkt des Eingriffs schwer erkrankt und hatte eine Hypertonie und Urämie, Situationen, in denen die Komplikationsrate erheblich größer ist. Ein kausaler Zusammenhang zwischen Tod und Biopsie ist aufgrund autoptischer Befunde wenigstens in einigen Fällen wenig wahrscheinlich. Bedeutsam ist auch, daß ein erheblicher Teil der eintretenden Todesfälle nicht publiziert wird. Festzuhalten ist, daß bei den meisten verstorbenen Patienten eine Blutung zum Tode führte. Diese war häufiger diffus, nur in vier Fällen fanden sich eindeutige Gefäßläsionen.

Für die Beurteilung möglicher Komplikationen erscheint es mir sinnvoller, auf Sammelstatistiken zu verzichten und sich auf die Analyse einiger weniger Publikationen aus größeren Zentren zu beschränken (Tabelle 4 und 5). Folgende Komplikationen werden mitgeteilt:

- Todesfälle im Zusammenhang mit der Nierenbiopsie,
- Blutungen ohne Todesfolge,
- reversible Oligurie/Anurie,
- Infektionen,
- arterio-venöse Fisteln,
- Punktionen von Nachbarorganen.

Größere praktische Bedeutung haben vor allem die mit Blutungen einhergehenden Komplikationen. Blutungen sind die häufigsten, aber auch gefährlichsten Komplikationen nach Nierenbiopsie. Sie sind auch bei bester Technik und größter Erfahrung nicht vermeidbar. Kleine Blutungen treten bei jeder Punktion auf. Sie können ins Nierenhohlsystem oder nach außen ins perirenale Gewebe erfolgen.

Tabelle 4. Komplikationen bei perkutaner Nierenbiopsie – Kinder

Autor	Jahr	Zahl der Biopsien	Tod	Perirenal. Hämatom	Makro-A. Hämat.	-V.Trans- Fistelfusion	Nephrek- tomie	andere Operat.
Galán u. Masó	1957	36	–	–	14%	–	–	–
Vernier u. Good	1958	130	–	2	0,8%	–	–	–
Litman et al.	1961	53	–	–	1%	–	1	–
White	1963	100	1 (1)	–	13%	–	–	–
Edelmann u. Greifer	1967	200	–	–	5 %	1	2	2
Karafin et al.	1970	210	–	2	22%	–	3	–
Bünger	1971	113	–	–	16%	–	–	–
Metcoff	1971	245	–	1	2,4%	–	1	1
Robson et al.	1971	320	–	–	1%	–	–	–
Carvajal et al.	1971	890	–	9	16%	6	15	–
Diekmann u. Manitz	1974	219	–	1	18%	–	–	–
Colodny u. Reckler	1975	100	–	2	32%	–	–	–

Tabelle 5. Komplikationen bei perkutaner Nierenbiopsie – Erwachsene

Autor	Jahr	Zahl d. Biopsien	Tod	Perirenales Hämatom	Makro-A. Hämat.	-V.Trans- Fistelfusion	Nephrek- tomie	andere Operat.
Kark et al.	1958	500	–	3	5,8%	–	2	–
Brun u. Raaschou	1958	510	–	1	14,5%	–	11	–
Muth	1965	500	–	2	4,0%	–	–	–
Ciba Symposium	1961	4570	–	34	–	–	–	1
Lee et al.	1967	950	1 (1)	10	–	1	10	2
Natusch u. Theuer	1971	1400	1	9	9,8%	–	–	–
Manitz	1974	1015	–	3	5–18%	–	1	–
Diaz-Buxo u. Donadio	1975	1000	1	14	6,9%	–	3	–

Blutungen ins Nierenhohlsystem werden gewöhnlich rasch erkennbar. Es findet sich eine Mikro- oder Makrohämaturie, Schmerzen und Koliken. Blutdruckabfall, Schock und Hämoglobinabfall sind Spätsymptome. Selten sind Transfusionen erforderlich.

Auch größere Blutungen ins perirenale Gewebe werden oft erst relativ spät bemerkt. Frühsymptome fehlen fast regelmäßig. Allgemeinsymptome wie Schock und Blutdruckabfall sind deshalb oft die ersten Symptome dieser gefährlichen Komplikation. Perirenale Blutungen können Transfusionen oder chirurgische Eingriffe erforderlich machen. Häufiger bilden sie sich spontan zurück.

Blutungen finden sich gehäuft bei Vorliegen einer Hypertonie und einer Urämie. Bei erhöhtem Blutdruck kommt es nach den Angaben von Carvajal et al. [7] in 71% der Biopsien zu Komplikationen, bei normalem Blutdruck nur in 20%, bei normalen Retentionswerten in 21%, bei Werten über 50 mg% Harnstoff-Stickstoff in 37%.

Von allen Autoren wird darauf hingewiesen, daß die Häufigkeit von Blutungen abhängig ist von der Zahl der Punktionen, die während einer Biopsie erforderlich sind. Genaue Analysen zu diesem Punkt liegen nicht vor.

Das Auftreten einer Oligurie/Anurie ist eine seltene Komplikation; reflektorische Mechanismen werden für ihre Entstehung angeschuldigt; sie dauert gewöhnlich nicht länger als 12 bis 24 Stunden.

Eine Infektion, auch eine Sepsis, ist vor allem dann möglich, wenn während der Biopsie eine Pyelonephritis besteht. Bei Nachweis einer pathologischen Bakteriurie sollte deshalb vor der Biopsie ausreichend lang und intensiv eine antibiotische Therapie erfolgen [38].

Die Angaben über die Häufigkeit und vor allem die klinische Bedeutung der arterio-venösen Fisteln variieren sehr [2, 32, 33, 35, 40]. Sie treten vor allem bei Verletzungen größerer Nierengefäße, das heißt bei Punktionen im Markbereich auf. Untersucher, die regelmäßig angiographische Nachuntersuchungen durchgeführt haben, berichten, daß es in 15–20% zur Ausbildung von AV-Fisteln kommt. Die Mehrzahl dieser Fisteln bleibt jedoch ohne klinische Bedeutung und obliteriert von selbst. In wenigen Fällen wird über die Entstehung von Spätkomplikationen (Hypertonie, Bildung eines Aneurysmas und vermehrte Herzbelastung) als Folge der AV-Fistel berichtet.

Punktionen aller Nachbarorgane sind möglich. Eine klinische Bedeutung kommt diesen Fehlpunktionen nur selten zu.

Nach Literaturzusammenstellungen ergeben sich für die Patientenkollektive aus der Pädiatrie (Tabelle 3) bezüglich der Komplikationsrate keine wesentlichen Unterschiede zu der Gruppe der Erwachsenenpatienten (Tabelle 4). Auch bei Kindern unter 5 Jahren ist die Komplikationsrate offensichtlich nicht höher. Nach Carvajal et al. [7] liegt sie eher darunter (Tabelle 6). 85% dieser Gruppe haben keine Komplikationen im Vergleich zu 76%

Tabelle 6. Perkutane Nierenbiopsie – Komplikationsrate bei Kindern (0–4 Jahre)

	Zahl der Biopsien	Komplikationen %		
		keine	gering	schwer
0– 4 Jahre[a]	111	85	11	4
0–17 Jahre	890	76	19	6

[a] jüngstes Kind: 14 Tage (Carvajal 1971)

des gesamten Kollektivs. Auch für die schweren Komplikationen ist der Trend für die jüngeren Patienten eher günstig (4% zu 6%). Über einen Todesfall, der als Folge der Biopsie anzusehen ist, berichtet als einziger White [46]. Daß die nicht publizierte Dunkelziffer beträchtlich sein muß, kann z. B. aus der Umfrage der Arbeitsgemeinschaft für pädiatrische Nephrologie geschlossen werden. Hier wurden vier weitere Todesfälle im Zusammenhang mit einer perkutanen Nierenbiopsie erfaßt.

Kontraindikationen von perkutaner und offener Nierenbiopsie

Schwere und Häufigkeit möglicher Komplikationen und die Bedeutung des durch die Histologie zu erwartenden Informationsgewinnes sind die wichtigsten Faktoren, die vor Durchführung einer Nierenbiopsie zu prüfen sind. Ist ein wesentlicher Nutzen für den Patienten von dem Ergebnis der Biopsie zu erwarten, läßt sich der Eingriff auch dann vertreten, wenn eine relative Kontraindikation vorliegt.

Zu den möglichen Risikosituationen gehören vor allem Vorerkrankungen des Patienten, die mit einem erhöhten Blutungsrisiko verbunden sind (hämorrhagische Diathese, Urämie, Hypertonie). Das gleiche gilt für Erkrankungen, in denen durch die Schwere der bestehenden Allgemeinsymptome ein erhöhtes Narkoserisiko besteht. Vielfach läßt sich durch eine Verschiebung des Zeitpunktes der Biopsie mit gleichzeitiger Therapie der Begleitkrankheit eine Verkleinerung des Risikos für den Patienten erzielen. Bei Bestehen einer Hypertonie sollte beispielsweise vor dem Eingriff der Blutdruck normalisiert worden sein. Bei hämolytisch-urämischem Syndrom ist vor der Biopsie eine Normalisierung der Thrombozytenzahl abzuwarten. Bei Patienten mit nephrotischem Syndrom und Ödemen sollte die Biopsie möglichst erst dann erfolgen, wenn die Ödeme ausgeschwemmt sind (Ausnahme: Steroidresistentes nephrotisches Syndrom).

Ein besonderes Risiko für den Patienten ist auch immer dann gegeben, wenn eine Einzelniere vorliegt oder nur noch eine Niere funktionsfähig ist. Wenn die Indikation für die Biopsie unzweifelhaft ist, ist bei diesen Patienten – trotz des größeren operativen Eingriffes – die offene Nierenbiopsie vorzuziehen. Eine offene Nierenbiopsie würden wir auch bei der oben genannten Patientengruppe mit erhöhtem Blutungsrisiko bevorzugen; bei diesem Vorgehen kann eine sorgfältige Blutstillung erfolgen und damit die häufigste Komplikationsmöglichkeit der Biopsie, die Blutung, weitgehend ausgeschaltet werden.

In jedem Einzelfall muß der mögliche Nutzen für den Patienten gegen das Risiko der Nierenpunktion abgewogen werden. Ein erhöhtes Risiko ist auch immer dann gegeben, wenn der perkutan punktierende Untersucher unerfahren ist. Perkutane Nierenbiopsien sollten deshalb nur in solchen Zentren durchgeführt werden, in denen eine ausreichende Erfahrung in der Durchführung der Biopsie bei dem Untersucher besteht.

Der Nutzen zahlreicher Biopsien, dies gilt für perkutane und offene Nierenbiopsien, wird oft dadurch eingeschränkt, daß die Voraussetzungen für eine optimale Untersuchung des Nierengewebes fehlen. Sie ist nur dann gewährleistet, wenn Möglichkeiten für lichtmikroskopische, immunfluoreszenzmikroskopische und elektronenmikroskopische Untersuchungen bestehen. Für die Durchführung dieser drei Methoden muß Nierengewebe in ausreichender Menge gewonnen und in adäquater Weise verarbeitet werden.

Literatur:

1. Ackerman G L, Lipsmeyer E A (1967) Prolonged hematuria after renal biopsy. J Urol 97: 790–792
2. De Beukelaer M M, Schreiber M H, Dodge W F, Travis L B (1971) Intrarenal arteriovenous fistulas following needle biopsy of the kidney. J Pediatr 78: 266–272
3. Bolton W D, Tully R J, Lewis E J, Ranninger K (1974) Localization of the kidney for percutaneous biopsy. A comparative study of methods. Ann Intern Med 81: 159–164
4. Brun C, Raaschou F (1958) The results of five hundred percutaneous renal biopsies. Arch Intern Med 102: 716–721
5. Brunk E (1976) Die laparaskopische Nierenbiopsie. Diagnostik 9: 506–508
6. Bünger P (1971) Die Nierenbiopsie im Kindesalter. Urologe 11: 124–127
7. Carvajal H F, Travis L B, Srivastava R N, De Beukelaer M M, Dodge W F, Dupree E (1971) Percutaneous renal biopsy in children – an analysis of complications in 890 consecutive biopsies. Texas Rep Biol Med 29: 253–264
8. Ciba Foundation Symposium on renal Biopsy – Clinical and Pathological Significance (1961) Ed. G. E. W. Wolstenholme und M. P. Cameron. Churchill, London
9. Colodny A H, Reckler J M (1975) A safe simple and reliable method for percutaneous (closed) renal biopsies in children: Results in 100 consecutive patients. J Urol 113: 222–224
10. Curtis J J, Rakowski T A, Argy W P Jr, Schreiner G E (1976) Evaluation of percutaneous kidney biopsy in advanced renal failure. Nephron 17: 259–269
11. Diaz-Buxo J A, Donadio J V Jr (1975) Complications of percutaneous renal biopsy: an analysis of 1.000 consecutive biopsies. Clin Nephrol 4: 223–227
12. Diekmann L, Manitz G (1974) Indikationen, Durchführung und Ergebnisse perkutaner Nierenbiopsien bei Kindern. Mschr Kinderheilkd 122: 722–727
13. Ditscherlein G (1969) Morphologische Folgen der Nierenpunktion. Tierexperimentelle und humanpathologische Befunde, Monographie. Springer, Berlin, Heidelberg, New York, S. 79–107
14. Dodge W F, Daeschner C W Jr, Brennan J C, Rosenberg H S, Travis L B, Hopps H C (1962) Percutaneous renal biopsy in children, I. General Considerations. Pediatrics 30: 287–296
15. Edelmann C M Jr, Greifer I (1967) A modified technique for percutaneous needle biopsy of the kidney. J Pediatr 70: 81–86
16. Faure G, Clouye G, Delannoy P, Revol M (1975) Biopsie rénale chirurgicale par lombotomie postérieure. Notre expérience à propos de 100 cas. J Urol Nephrol (Paris) 81: 49–58

17. Felton L M, Andronaco J M (1959) Delayed hemorrhage after percutaneous kidney biopsy. JAMA 170: 2185-2187
18. Galán E, Masó C (1957) Needle biopsy in children with nephrosis. A study of glomerular damage and effect of adrenal steroids. Pediatrics 20: 610-625
19. Karafin L, Kendall A R, Fleisher D S (1970) Urologic complications in percutaneous renal biopsy in children. J Urol 103: 332-335
20. Kark R M, Buenger R E (1966) Television-monitored fluoroscopy in percutaneous renal biopsy. Lancet II: 904-905
21. Kark R M, Muehrcke R C, Pollak V E, Pirani C L, Kiefer J H (1958) An analysis of five hundred percutaneous renal biopsies. Arch Int Med 101: 439-451
22. Kollwitz A A (1961) Eine Übersicht über 5700 perkutane Nierenbiopsien. Med Klin 56: 726-731
23. Kristensen J K, Bartels E, Jörgensen H E (1974) Percutaneous renal biopsy under the guidance of ultrasound. Scand J Urol Nephrol 8: 223-226
24. Leadbetter G W, Halverstadt D B (1965) Open renal biopsy. JAMA 194: 1391-1392
25. Lee D A, Roger R, Agre K M, Rubini M (1967) Late complications of percutaneous renal biopsy. J Urol 97: 793-797
26. Litman N N, Yuile C L, Latta H, Glicklich D, Smith F G Jr (1961) A critical evaluation of renal biopsy in children. Amer J Dis Child 102: 321-343
27. Manitz G, Diekmann L (1970) Nierenpunktionen im Kindesalter. Mschr Kinderheilk 118: 643-648
28. Manitz G (1974) Offene oder perkutane Nierenbiopsien aus der Sicht des Internisten. Urologe A 13: 124-126
29. Metcoff J (1970) Needles for percutaneous renal biopsy in infants and children. Pediatrics 46: 788
30. Muth R G (1965) The safety of percutaneous renal biopsy: an analysis of 400 consecutive cases. J Urol 94: 1-3
31. Natusch R, Theuer D (1971) Kontraindikationen und Komplikationen der perkutanen Nierenbiopsie. Dtsch Gesundheitswesen 26: 49-54
32. Nilsson C G, Ross R J (1967) Bilateral renal arteriovenous fistuals and decreased blood pressure following renal biopsies. J Urol 97: 176-179
33. O'Conor V J Jr, Beran J J (1974) Surgical repair in a solitary kidney of a large intrarenal arteriovenous fistula. Results from needly biopsy. J Urol 109: 934-937
34. Reinecke F (1974) Offene oder perkutane Nierenbiopsie? Urologe A 13: 122-123
35. Richaud C, Olmer M, Ghersie B, Cucassou J (1977) Les accidents de la biopsie rénale. J Urol Nephrol 7-8: 617
36. Robson A M, Kissane J M, Manley C B Jr, Kahn L I (1971) Renal biopsy: Its place in the management of renal disease. Clinical conference from the St. Louis Children's hospital. Clin Pediatr 10: 96-99
37. Rosenbaum R, Hoffstein Ph E, Stanley R S, Klahr S (1978) Use of computerized tomography to diagnose complications of percutaneous biopsy. Kidney Int. 14: 87-92
38. Sagar S J, Kaye M B (1973) Systemic infection following needle biopsy of the kidney. J Urol 109:930
39. Sheps S G, Maldonado J E (1969) Die arteriovenöse Nierenfistel. Ein Überblick über 109 Fälle. Klin Wschr 47: 621-628
40. Silverberg D S, Dossetor J B, Eid T C, Mant M J, Miller J D R (1974) Arteriovenous fistula and prolonged hematuria after renal biopsy: treatment with epsilon aminocaproic acid. Can Med Ass J, 110: 671-677
41. Slotkin E A, Madsen P O (1962) Complications of renal biopsy: Incidence in 5.000 reported cases. J Urol 87: 13-15

42. Sommerkamp H, Hederer R, Wagner S (1976) Nierenbiopsie: Vergleichende Studie zwischen offener und halboffener (lumboskopischer) Technik. Urologe A 15: 288–292
43. Schmidt A, Baker R (1976) Renal biopsy in children: analysis of 61 cases of open wedge and comparison with percutaneous biopsy. J Urol 116: 79–80
44. Schütterle G, Fritsch H (1965) Tödliche Komplikationen nach Nierenblindpunktion. Med Klin 60: 184–189
45. Vernier R L, Good R A (1958) Renal biopsy in children. Pediatrics 22: 1033
46. White R H R (1963) Observations on percutaneous renal biopsy in children. Arch Dis Child 38: 260–266
47. Zelman S (1954) Fatal hemorrhage following needle biopsy in uremia. Report of a case. JAMA 154: 997–1000

Aufarbeitung von Nierenbiopsiegewebe für die Licht- und Elektronenmikroskopie

W. Thoenes, Mainz, und D. Anders, Gießen

Der Erfolg aller Bemühungen des Klinikers um die Nierenbiopsie hängt in entscheidendem Maße ab von der sachgerechten Bearbeitung des Nierengewebes. Wenn das bei der Biopsie gewonnene frische Nierengewebe nicht unmittelbar vom Personal des Pathologischen Institutes entgegengenommen wird, was nur selten möglich sein wird, obliegen dem Kliniker die ersten Schritte insbesondere zur sachgerechten Fixierung der Gewebsproben. Im folgenden soll unser langjährig erprobtes Vorgehen geschildert werden. Es ist diktiert von dem Bestreben, nach Möglichkeit bei jeder Nierenbiopsie 3 Untersuchungsverfahren einzusetzen (Abb. 1):

- Lichtmikroskopie (LM) als obligate Basismethode,
- Elektronenmikroskopie (EM) als zusätzliche morphologische Methode,
- Immunfluoreszenzmikroskopie (IFM) als methodische Brücke zur Pathogenese.

BEARBEITUNG VON NIERENBIOPSIE - MATERIAL

Fixierung	Einbettung	Schnitt-Dicke	Untersuchung
Dubosq-Brazil oder Formaldehyd (4%)	Paraffin	3-4 μ	LM
Glutaraldehyd (3%)	Kunststoff [Epon 812 Methacrylat]	1 μ / 0,05 μ	EM
Tiefgefrierung (-70°C)	"Leberbett" Tissue-Tec	4 μ	IFM

Abb. 1. Übersicht über die methodische Dreierkombination zur Untersuchung von Nierenbiopsien: LM = Lichtmikroskopie (Histologie); EM = Elektronenmikroskopie, IFM = Immunfluoreszenzmikroskopie. Der Pfeil auf der rechten Seite deutet an, daß die lichtmikroskopische Untersuchung angeschlossen werden kann an die immunhistologische Untersuchung. Die unterbrochene Linie symbolisiert die lichtmikroskopische Semidünnschnittuntersuchung am kunststoff-eingebettetem Nierengewebe.

Instrumentarium und Material

Im Biopsieraum werden folgende Instrumente und Materialien benötigt (für die Immunfluoreszenzmikroskopie siehe den Beitrag von G. H. Thoenes und I. Doering):
- eine mit Paraffin ausgegossene Petrischale als Unterlage für das Zerschneiden des Nierengewebes (Abb. 2),
- Rasierklingen (Abb. 2),
- eine Flügelpinzette mit äußerst zarten Branchen (Abb. 2) oder eine Präpariernadel,
- ein Stereomikroskop zur Prüfung des frisch gewonnenen Zylinders auf Vorhandensein von Nierenrindengewebe,
- Fixierungslösungen für die Lichtmikroskopie: Dubosq-Brazil-Lösung und/oder 4%ige gepufferte Formaldehyd-Lösung; für die Elektronenmikroskopie: 3%ige gepufferte Glutaraldeyhd-Lösung.

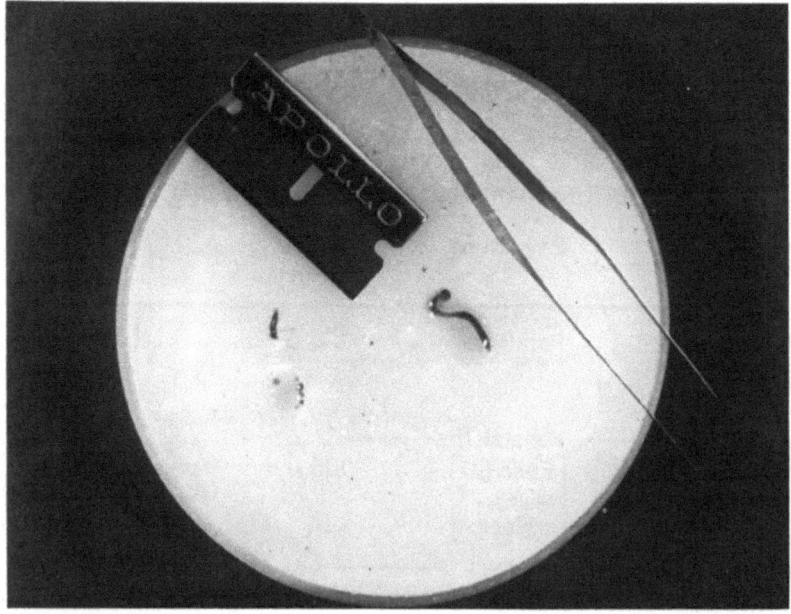

Abb. 2. Mit Paraffin ausgegossene Petrischale als Unterlage für das Zerteilen des frisch gewonnenen Nierengewebes (hier: Zylinder). Links unten mehrere ca. 0,5 mm³ große Gewebsstückchen, die mit der Rasierklinge von dem Zylinder abgetrennt wurden für die Elektronenmikroskopie. Sie schwimmen bereits in einem Tropfen Glutaraldehydlösung, der als Zwischenstation für rasche Fixierung auf die Paraffinoberfläche aufgebracht worden war. Rechts oben Flügelpinzette

Zubereitung des frischen Nierengewebes

Es hängt von der Menge des bioptisch gewonnenen Nierengewebes ab, ob bei der Materialgewinnung für die oben erwähnten 3 Untersuchungsverfahren Schwierigkeiten auftreten oder nicht.

Exzisat

Keine Probleme ergeben sich, wenn ein Exzisat durch offene Biopsie gewonnen wird. Das keilförmige Gewebsstück wird mit der Flachseite auf die Paraffinschale gelegt. Mittels einer Rasierklinge werden dann an der einen Seite des Exzisates zwei 1 mm breite Gewebsstreifen abgetrennt und in ca. 1 mm^3 große Würfel zerlegt, die anschließend für die Elektronenmikroskopie in Glutaraldehyd-Lösung fixiert werden. Der – größere – Rest des Exzisates kann dann halbiert werden, eine Hälfte wird für die Lichtmikroskopie in Dubosq-Brazil-Lösung oder in Formaldehyd-Lösung fixiert, die andere Hälfte für die Immunhistologie tiefgefroren (Schockgefrierung). Es muß jedoch gerade bei der kindlichen Niere ausdrücklich auf die Gefahr der Quetschung des Gewebes bei der Entnahme durch den Operateur aufmerksam gemacht werden. Durch Druck des blutstillenden Tupfers oder der Pinzette kann das Untersuchungsergebnis vereitelt werden, da die glomerulären Strukturelemente durch mechanischen Druck bis zur Unkenntlichkeit zusammensintern können.

Biopsiezylinder

Vor Quetschungsartefakten geschützt ist zweifellos der durch Nadelbiopsie gewonnene Nierenzylinder, so daß wir die Entnahme eines solchen auch bei offener Biopsie – neben dem Exzisat – empfehlen. Der Operateur muß dazu mit der Biopsienadel vertraut sein.

Bei der perkutanen Biopsie wird aus Risikogründen häufig nur *ein* Zylinder gewonnen. Die dadurch gegebene Materialknappheit kann in der Regel durch das im folgenden skizzierte Verfahren überwunden werden [12].

Um das Vorhandensein von Rindengewebe zu sichern, haben wir die kurzfristige Betrachtung des frischen Zylinders unter dem Stereomikroskop empfohlen. Liegt noch keine allzu starke Organschrumpfung vor, so kann man Rindengewebe an den blaß-rot schimmernden Glomeruli (Abb. 3), Markgewebe an einer weißlich-streifigen Zeichnung erkennen. Der Nachweis von ausreichendem Rindengewebe ermöglicht es, von dem Zylinder nunmehr 2–3 1 mm^3 große Gewebsstückchen mit der Rasierklinge für die Elektronenmikroskopie abzutrennen (Abb. 2). Dazu ist es notwendig zu wissen, an welchem Zylinderende Rindengewebe vorliegt. Kann man es einmal unter dem Stereomikroskop oder wegen Fehlens eines solchen nicht genau

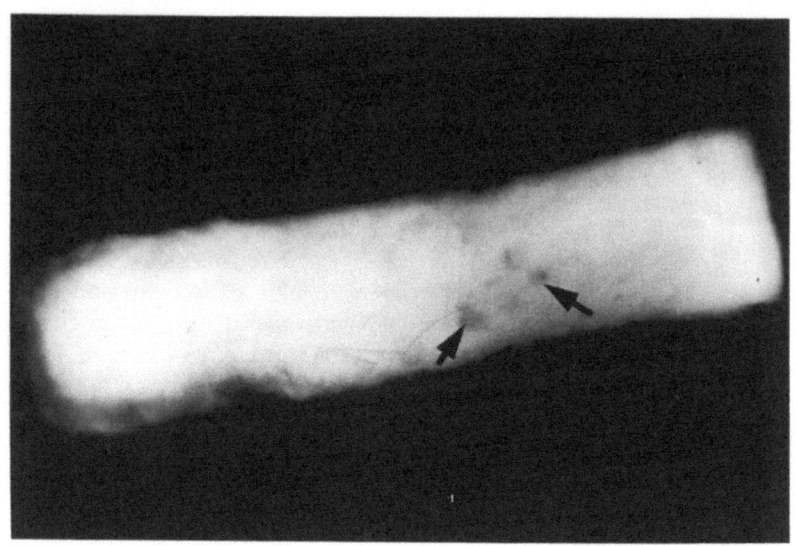

Abb. 3. Nierenzylinder mit Rindengewebe unter dem Stereomikroskop. Die dunklen Flecken entsprechen Glomeruli (Pfeile)

feststellen, so sollte man zur Sicherheit von *beiden* Zylinderenden 2–3 Gewebswürfelchen abtrennen. Rasch werden diese Stückchen dann mit der Flügelpinzette oder einer Präpariernadel in 3%ige Glutaraldehyd-Lösung überführt.

Der gesamte übrige Zylinder wird dann in flüssiger Luft schockgefroren und der immunhistologischen Untersuchung zugeführt. Bei vorsichtigem Anschneiden des tiefgefrorenen Zylinders im Kryostat bleibt genügend Gewebe für die histologische Untersuchung erhalten. Der Restzylinder wird daher unmittelbar nach dem Auftauen für die anschließende histologische Verarbeitung in Formaldehyd- oder Dubosq-Brazil-Lösung fixiert.

Die Befürchtung, die Gefrierung könnte die Strukturen und damit das Ergebnis der histologischen Untersuchung zu stark beeinträchtigen, ist nur für das Tubulussystem gültig, nicht jedoch für die Glomeruli, vorausgesetzt, die Gefrierung erfolgt lege artis. Was die Glomeruli anbelangt, so bleibt nach Gefrierung die Schärfe des histologischen Bildes im wesentlichen erhalten. Gelegentlich stört auch ein körniger Niederschlag in den Glomerulusschlingen, der sich mit PAS anfärbt. Aber dieses Phänomen ist nur in ca. 5% der Präparate vorhanden und kann bei der Beurteilung einkalkuliert werden. Insgesamt sind die Gefrierartefakte gering, und in jedem Fall wird der dadurch bedingte Nachteil aufgewogen durch den Vorteil der immunhistologischen Aussage.

Lichtmikroskopie

Es erfolgt Einbettung des Nierenzylinders in Paraplast. Bei der Herstellung der Paraffinschnitte ist darauf zu achten, daß die Schnittdicke 3–4 μ (!) nicht übersteigt, um Überlagerungseffekte auszuschließen, die gerade in der Glomeruluspathologie zu Fehlbeurteilungen (z. B. Ausdehnung der Mesangien, Dicke und Strukturanomalien der Basalmembranen) führen können. Routinemäßig empfehlen sich folgende Färbungen:

- Hämatoxylin-Eosin,
- Goldner-Trichrom,
- PAS-Hämalaun,
- Pearse-Trichrom [9],
- bei Bedarf zusätzlich Jones-Chromotrope 2R [3]

Die Pearse-Trichrom-Färbung ergänzt die PAS-Färbung dahingehend, daß Eiweißstoffe (z. B. Hyalin, Fibrin) durch Orangophilie von den übrigen perijodatpositiven Elementen (Mesangiummatrix, Basalmembranen) abgehoben und nicht selten erst dadurch einwandfrei erkennbar werden (diagnostisch wichtig z. B. bei nekrotisierender Glomerulonephritis, fokaler Sklerose, membrano-proliferativer Glomerulonephritis etc.).

Die Jones-Chromotrop 2R-Färbung verbindet die Versilberungsreaktion nach Gomori bzw. Jones mit dem Farbstoff Chromotrop 2R, der nichtargyrophile Eiweißstoffe leuchtend rot anfärbt. Sofern man den betreffenden Paraffinschnitt dünn genug macht (2–3 μ), scheint diese Technik dem versilberten Semidünnschnitt zumindest ebenbürtig: erstens braucht man das in Paraffin eingebettete Gewebe nicht umzubetten, zweitens ist die Aussage zur Basalmembran gleichermaßen qualifiziert, drittens werden die Eiweißstoffe durch gesonderte Färbung hervorgehoben und dadurch besser identifizierbar.

Die Semidünn-Schnitt-Technik mit der Versilberung nach Movat [8] kann zusätzlich angewendet werden, u. a. auch an dem für die Elektronenmikroskopie in Kunststoff (Epon) eingebetteten Gewebe.

Elektronenmikroskopie

Obwohl es grundsätzlich wünschenswert wäre, wird wegen des relativ hohen apparativen und personellen Aufwandes nicht bei jeder Nierenbiopsie eine elektronenmikroskopische Untersuchung durchgeführt werden können. Nach unserer Erfahrung ist von der Elektronenmikroskopie allerdings auch nicht in jedem Falle eine klinisch relevante Aussage zu erwarten, insbesondere dann nicht, wenn nicht genügend Glomeruli elektronenmikroskopisch geprüft werden können. Eine adäquate Indikationsstellung zur elektronenmikroskopischen Untersuchung und eine kritische Ausdeutung der Befunde erscheint uns daher besonders wichtig. Gleichwohl ist es erforderlich, bei *jeder* Nierenbiopsie Gewebeproben für die Elektronenmikroskopie zu gewinnen, da die elektronenmikroskopische Fragestellung aus den klinischen Umständen heraus nicht vorhergesehen werden kann. Sie ergibt sich meist im Zuge der lichtmikroskopischen Untersuchung, so daß für die Notwendigkeit einer elektronenmikroskopischen Abklärung stets vorgesorgt werden muß.

Domäne der elektronenmikroskopischen Diagnostik sind:
1. Minimalveränderungen (minimal-changes-Nephrose) zum Nachweis der sog. Fußfortsatzfusion in Verbindung mit weitgehend unauffälliger Basalmembran (cave: z. B. Differentialdiagnose der fokalen Sklerose wegen des fokalen Befalls);
2. Frühstadium der perimembranösen Glomerulonephritis zum Nachweis der Immundepots auf der Außenseite der glomerulären Basalmembran vor der Ausbildung lichtmikroskopisch nachweisbarer Basalmembranreaktionen (Spikes);
3. Membrano-proliferative Glomerulonephritis: Differenzierung des Basalmembranveränderungen entsprechend den drei Typen: I. Subendotheliale Depots, II. dichte intramembranöse Depots, III. Argyrophilieverlust (Näheres siehe unten);
4. Differentialdiagnose der endokapillären Glomerulonephritis;
5. Hereditäre Nephropathie (Alport-Syndrom) zum Nachweis des »splitting« und des »thinning« der glomerulären Basalmembran [4, 7, 10];
6. Frühstadien der glomerulären Amyloidose zum Nachweis der Amyloidfibrillen unterhalb lichtmikroskopisch sichtbarer Quantitäten.

Die elektronenmikroskopische Untersuchung wird in der Regel transmissionsmikroskopisch an regulär (mit Uran- und Bleisalzen) kontrastierten Ultradünnschnitten vorgenommen. Für die Differentialdiagnose der Basalmembranveränderungen bei membrano-proliferativer Glomerulonephritis (MPGN) (Abb. 4) erweist sich darüber hinaus eine elektronenmikroskopische Untersuchung von Ultradünnschnitten als notwendig, die nach der Methode von Movat [8] schwimmend versilbert wurden. Auf diese Weise konnte über die bisher bekannten Typen (I: subendotheliale Depots, II: intramembranöse dichte Depots [5, 6] hinaus ein Typ III [1, 2, 11] der Basalmembranläsion bei MPGN abgegrenzt werden, dessen nosologische Stellung noch weiterer Abklärung bedarf.

Abb. 4 A–D. Membrano-proliferative Glomerulonephritis. Drei Typen der Basalmembranläsion: Typ I: mit subendothelialen Depots (B). Typ II: mit intramembranösen dichten Depots (C). Typ III (D) – im Vergleich zur Schlingenveränderung bei Lupus-Nephritis (A)

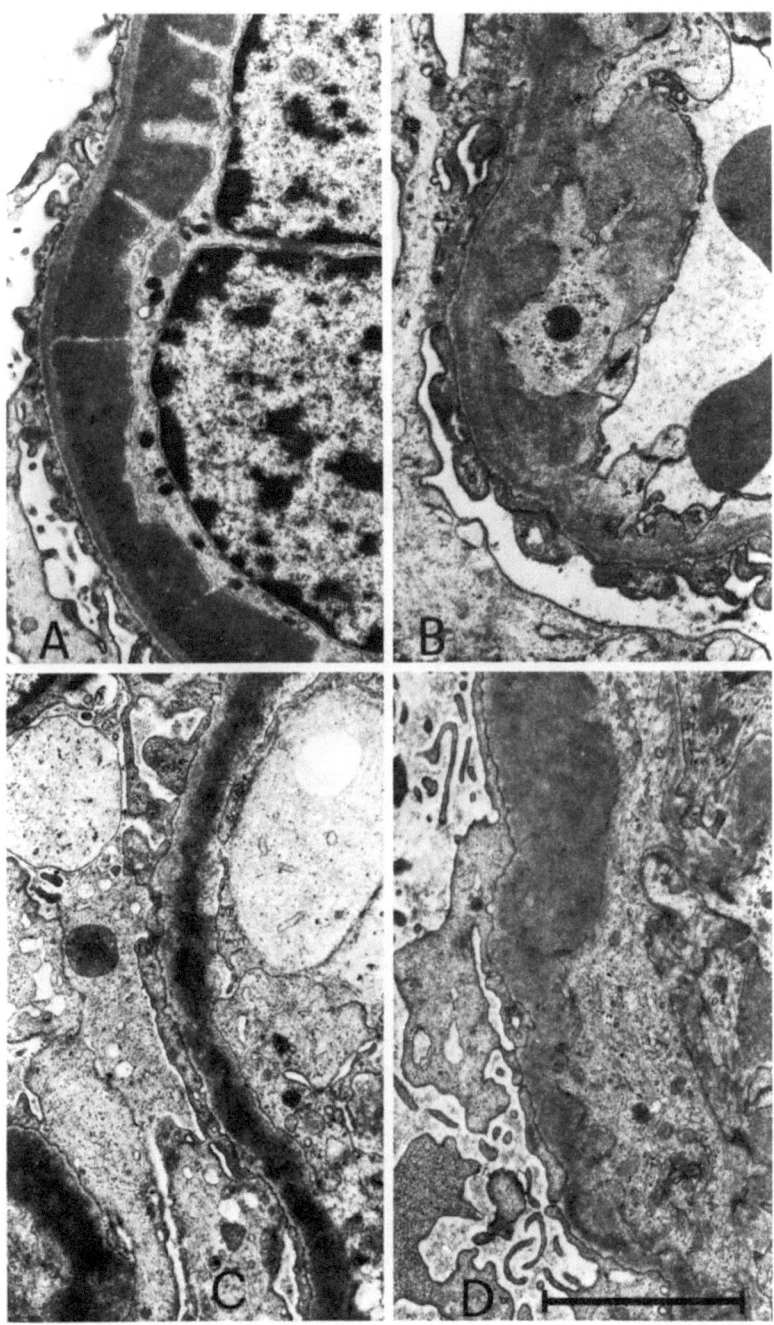

Abb. 4

Die Versilberungsmethode des Ultradünnschnittes bedarf jedoch spezieller Erfahrung. Dadurch wird zugleich deutlich gemacht, welcher technische und personelle Aufwand heute gegebenenfalls für eine adäquate nierenbioptische Untersuchung erforderlich werden kann. Bei der apparativen und personellen Ausstattung der Institute für Pathologie müssen solche Gegebenheiten mehr als bisher Berücksichtigung finden.

Literatur

1. Anders D and Thoenes W (1975) Basement membrane changes in membranoproliferative glomerulonephritis. A light and electron microscopic study. Virchows Arch Pathol Anat 369: 87–109
2. Anders D, Agricola B, Sippel M, Thoenes W (1977) Basement membrane changes in membranoproliferative glomerulonephritis. II. Characterization of a third type by silver impregnation of ultrathin sections. Virchows Arch Pathol Anat 376: 1–19
3. Ehrenreiche Th, Espinoza T (1971) Chromotrope silver methemanine stain of glomerular lesions. Amer J Clin Path 56: 448–458
4. Gaboardi F, Edefonti A, Imbasciati E, Tarantino A, Mihatsch M J, Zollinger H U: Alport's syndrome' (hereditary nephritis) Clin Nephrol 2: 144–156
5. Habib R, Kleinknecht C, Gubler M C, Levy M (1973) Idiopathic membrano-proliferative glomerulonephritis in children. Report of 105 cases. Clin Nephrol 1: 194–214
6. Habib R, Gubler M C, Loirat Ch, Ben-Maiz H, Levy M (1975) Dense deposit disease: a variant of membranoproliferative glomerulonephritis. Kidney Internat 7: 204–215
7. Hinglais N, Grünfeld J-P, Bois E P (1972) Characteristic ultrastructural lesions of the glomerular basement membrane in progressiver hereditary nephritis (Alport's syndrome). Lab Invest 27: 473–487
8. Movat H Z (1961) Silver impregnation method for electron microscopy. Amer J Clin Pathol 35: 528–537
9. Pearse A G E (1950) Differential stain for the human and animal anterior hypophysis. Stain Technol 25: 15–102
10. Rumpelt H J, Langer K H, Schärer K, Straub E, Thoenes W (1974) Split and extremely thin glomerular basement membranes in hereditary nephropathy (Alport's Syndrome). Virchows Arch Pathol Anat 364: 225–233
11. Strife C G, Mc Enery P T, Mc Adams A J, West C D (1977) Membranoproliferative glomerulonephritis with disruption of the glomerular basement membrane. Clin Nephrol 7: 65–72
12. Thoenes W, Thoenes G N, Anders D, Rumpelt H J: (1978) Nierenbiopsie – methodische Voraussetzungen zur vollen Nutzung der methodischen Aussagekraft. Nieren- und Hochdruckkrankheiten 1–8

Aufarbeitung des Biopsiegewebes für die Immunfluoreszenzhistologie

G. H. Thoenes, I. Doering, München

Die Technik der Immunhistologie an Biopsien – insbesondere der Niere – ist eine Spezialuntersuchung, die nicht automatisierbar ist. Dies gründet sich auf die folgenden Voraussetzungen:
1. Das Gewebe muß gefroren und unfixiert verwendet werden.
2. Die Gewebsprobe ist sehr klein und dünn, und nicht immer wird mehr als eine Probe gewonnen. Die Biopsie ist auch nicht immer teilbar und muß deswegen im Ganzen für die Histologie wiederverwendbar sein.
3. Die Verderblichkeit des gefrorenen Materials stellt erhebliche organisatorische Ansprüche an Absender wie Empfänger.
4. Technik und Interpretation der Immunhistologie sind in verschiedener Hinsicht aufwendiger als die Histologie.

Biopsietechnik

Je reichlicher das Material ist, um so leichter ist die Bearbeitung, um so besser wird der Erhaltungszustand des Gewebes und um so höher kann die diagnostische Aussagekraft sein. Eine sehr dünne Nadel und (oder) stumpfe Nadel erbringt zu dünne oder ungleichmäßig starke und zerfallende Biopsiezylinder. Die anzustrebende Dicke ist > als 1 mm. Offene Biopsietechnik führt zweifellos zum relativ umfangreicheren Material, erfordert aber im allgemeinen dennoch die gleiche weitere Bearbeitung (s. unten).

Präparation zum Versand

Die Kleinheit des Materials zwingt dazu, die Biopsie in einen mit dem Mikrotommesser schneidbaren Träger einzubetten. Dadurch wird das Gewebe über die Unterlage erhöht und für das Messer erreichbar gemacht. Außerdem wird die Gefriertrocknung des Gewebes während des Transports vermindert. Diese Einbettungen obliegen dem Einsender, da ein späteres Einbetten des gefrorenen Materials im Labor nicht mehr ohne Taueffekte möglich ist. Wenn das immunhistologische Labor am Ort ist, soll der Transport allerdings besser ungefroren und ohne Einbettung in einer feuchten Kammer durch Taxi o. ä. erfolgen. Wenn 2 Biopsien gewonnen wurden oder ein teilbarer Biopsiezylinder vorliegt, muß für die Histologie ein Teil direkt und sofort fixiert werden. Querteilung ist nur sinnvoll, wenn durch Betrachtung des

Materia ls im Präpariermikroskop alle wichtigen Organteile für Histologie *und* Immunhistologie zugeteilt werden können. Eine Untersuchung mit beiden Methoden sollte unbedingt angestrebt werden und gehört heute zum diagnostischen Standard. Bzgl. elektronenmikroskopischer Untersuchung vergl. Lit. Thoenes, W., Thoenes G. H., Anders, D., Rumpelt, H. J.).

Technik und Ausrüstung für die Zubereitung eines immunhistologisch verwendbaren Präparates sollen so praktisch wie möglich für die klinischen Verhältnisse sein. Als Einbettungsmittel haben sich Leberstücke besonders bewährt, da sie die horizontale Positionseinstellung der Biopsie einfach gestalten. Alternativ kommt noch eine gelartige Flüssigkeit O.C.T. Compound (Lab Tek Products, Miles Laboratories) in Betracht. Mit einem Schnitt in die Leber, die vom immunhistologischen Labor in gefrorenem Zustand angeliefert wird (Vorbestellung nötig), wird die Biopsie mit Hilfe einer Präpariernadel in das *aufgetaute* Gewebe horizontal versenkt. Die Biopsie soll unter dem Oberflächenniveau der Leber liegen, aber gerade noch zu sehen sein; die Leber soll an die Nierenbiopsie adaptiert und der Schlitz dadurch verschlossen werden. Es ist zu vermeiden, die Leber durch den Schnitt mit der Rasierklinge ganz zu zerteilen. Die Präpariernadel wird dann in den Korkträger des Leberstücks eingestochen und das ganze Material dann in flüssigem Stickstoff schockartig wiedergefroren (ca. 10 Sekunden). Die beste Gefrierung erzielt man durch Eintauchen in Isopentan, welches zuvor in flüssigem Stickstoff auf $-70°$ C. gekühlt wurde. Eine mit Filzschreiber (Edding 3000, schwarz) beschriftete Plastiktüte nimmt das Korkplättchen mit Präparat auf. Man schweißt die Tüte schnell zu und bewahrt sofort auf Trockeneis auf. – Wenn O.C.T. Compound verwendet wird, tropft man auf eine Korkunterlage (wird vom Labor geliefert) etwas Flüssigkeit auf und versenkt die Biopsie oberflächlich, keinesfalls aber bis zum Grund des Tropfens, und möglichst horizontal in das Gel. Bei der Gefrierung, wie oben beschrieben, färbt sich das Einbettmittel weiß.

Versand

Der Postweg ist nachweislich der schnellste Beförderungsweg. Dazu muß die Versandart »Brief« (bis 1000 g) gewählt werden! Zustellung »Mit EILBOTEN«. Richtige Frankierung ist essentiell. Aufdruck »Päckchen« muß vermieden werden, da sonst längerer Laufweg (Stempel BRIEF verwenden!). Schnellpakete sind wesentlich langsamer, unsicherer und kostspieliger. Expreßgut-Versand ist für Absender und Empfänger mühsamer und unberechenbarer.

Zum Versand werden Einheits-Styroporbehälter vom immunhistologischen Labor zur Verfügung gestellt. Diese werden mit hühner- bis gänseeigroßen Trockeneisstücken bis zum Gesamtgewicht von 1000 g gefüllt

(Waage-Kontrolle notwendig, da sonst bei Einlieferung am Postamt bei geringem Übergewicht automatische Versendung als Päckchen). Pulverisiertes Trockeneis ist unbrauchbar! Dewar-Gefäße zerbrechen oder explodieren unterwegs. Verpackung und Versand am frühen Nachmittag. Telefonische Avisierung beim immunhistologischen Labor.

Immunhistologische Bearbeitung

Das Material soll am nächsten Morgen im Labor eintreffen. Die Gefrierschnitte werden sofort nach Eingang hergestellt und der Rest des Biopsiezylinders nach langsamem Auftauen aus dem Einbettungsmittel wiedergewonnen und fixiert. Das fixierte Präparat wird dann zusammen mit einem Pathologie-Anforderungsschein, der beizulegen war, an den vom Kliniker bestimmten Pathologen weitergeleitet. Voraussetzung für eine gute weitere Bearbeitung und Verwendbarkeit in der Pathologie sind drei Punkte:
1. Möglichst schnelle, vorschriftsmäßige und schonende Einbettung, wobei Hauptaugenmerk auf schockartige Gefrierung ohne zwischenzeitliches Auftauen zu richten ist.
2. Horizontale Einbettung und sparsames Anschneiden im immunhistologischen Labor mit genauer Protokollierung der nach dem Auftauen verbliebenen Biopsieteile.
3. Auftauen des Restpräparates im Labor bei Zimmertemperatur und Vermeidung jeglicher Austrocknung.

Die von einzelnen Untersuchern propagierte Möglichkeit, am formalin-fixierten und paraffin-eingebetteten Material Immunhistologie zu betreiben, ist eine extreme Notlösung, die bisher auch international keine verbreitete Anwendung gefunden hat. Derartiges Vorgehen hat nach eigenen ausführlichen Untersuchungen in vielen Fällen falsch-negative bzw. unzureichend interpretierbare Befunde zur Folge. Die Methode wäre, auch nach Angaben der betreffenden Untersucher, die diese Methode favorisieren, nicht für alle in Betracht kommenden Erkrankungsformen verwendbar. Die Praxis der immunhistologischen Untersuchung wird dadurch für den Kliniker verwirrend und die Diagnostik für jedes einzelne der kostbaren Biopsiepräparate unsicher. Ganz entscheidend ist ferner, daß die Bearbeitung im Labor etwa fünfmal so viel Zeitaufwand bereitet und damit eine routinemäßige Immunhistologie stark erschwert. Der Kostenaufwand dieser Form der Immunhistologie am Paraffinpräparat ist bei ungleich schlechterem Ergebnis erheblich höher.

Interpretation

Die immunhistologische Befundung setzt ein erhebliches Maß an Erfahrung voraus. Insofern unterscheidet sich die Histologie der Nierenbiopsie nicht von der Immunhistologie an der Niere. Für die Immunhistologie gilt besonders erschwerend, daß der Umgang mit biologischen Reagenzien, wie es die fluoreszein-markierten Antikörper sind, falsch-positive Befunde zur Folge haben kann. Der praktische Wert der Immunhistologie wird deshalb von der Strenge der diagnostischen Maßstäbe bestimmt. Diese Maßstäbe sind das Ergebnis einer langen Erfahrung an reichlichem Untersuchungsmaterial. Unter diesen Umständen ist in der unerläßlichen Kooperation mit dem Histologen ein Maximum an diagnostischer Aussagekraft zu erzielen. Die Immunhistologie ersetzt nicht die Elektronenmikroskopie, stellt aber ein sehr empfindliches methodisches Verfahren dar, das schnell und zuverlässig die Aussagekraft im lichtmikroskopischen Bereich erweitert.

Weiterführende Literatur:

Thoenes G H (1976) The immunohistology of glomerulonephritis-distinctive marks and variability. Current Topics in Pathology Vol 61: 61

Thoenes G H (1974) Die Immunhistologie der Glomerulonephritis. Mittler zwischen Pathogenese und Morphologie Klin Wschr 52: 371

Thoenes W, Thoenes G H, Anders D, Rumpelt H J (1978) Nierenbiopsie-methodische Voraussetzungen zur vollen Nutzung der diagnostischen Aussagekraft Nieren- und Hochdruckkrankheiten 5: 1

Wilson C B, Dixon F J (1974) Diagnosis of immunopathologic renal disease. Kidney International 5: 389

Neue klinische und patho-anatomische Aspekte bei der fokalen und segmentalen Sklerose/Hyalinose [*]

R. Waldherr, K. Schärer, D. Müller-Wiefel, H. P. Seelig, Heidelberg

Unter dem Begriff der fokalen und segmentalen Sklerose/Hyalinose (FSS/H) – die korrektere Bezeichnung müßte lauten: Minimale Glomerulusveränderungen mit fokaler und segmentaler Sklerose – fassen wir eine histologische Einheit zusammen, deren klinisches Korrelat in einem qualitativ und quantitativ breiten Spektrum der Erscheinungsformen zum Ausdruck kommt. In Tabelle 1 ist der klinische Verlauf von 43 Patienten schematisch zusammengefaßt, die im Zeitraum von 1969–1977 an der Universitätskinderklinik beobachtet wurden.

Tabelle 1. Klinischer Verlauf bei 43 Patienten mit FSS/H

	Serumkreatinin		Terminale Niereninsuffizienz	Total
	< 2 mg%	> 2 mg%		
Persistierendes NS	14	10	10	24
NS → Proteinurie	7	2	1	9
Proteinurie → NS	1	1	1	2
Persist. Proteinurie	6	–	–	6
NS → komplette Remission	2	–	–	2

NS = Nephrotisches Syndrom

Pathoanatomisch ist die typische Läsion lichtmikroskopisch charakterisiert durch eine Ablagerung amorpher, hyaliner Substanzen (in der Frühphase der Erkrankung zumeist in den juxtamedullären Nierenrindenabschnitten) in die glomerulären Basalmembranen, die zu einer Verdrängung der Endothelzellen und einer vollständigen Obliteration der betroffenen Kapillarschlingen führen kann (Abb. 1b). Häufig lassen sich zusätzlich fibrinoide und lipoproteidige Substanzen in den betroffenen Schlingensegmenten färberisch nachweisen. Auch kann das Zytoplasma der glomerulären Kapillarendothelien multiple Lipoidvakuolen enthalten. Um die betroffenen Ka-

---

[*] Prof. Dr. W. Doerr, Pathologisches Institut der Universität Heidelberg, zum 65. Geburtstag gewidmet

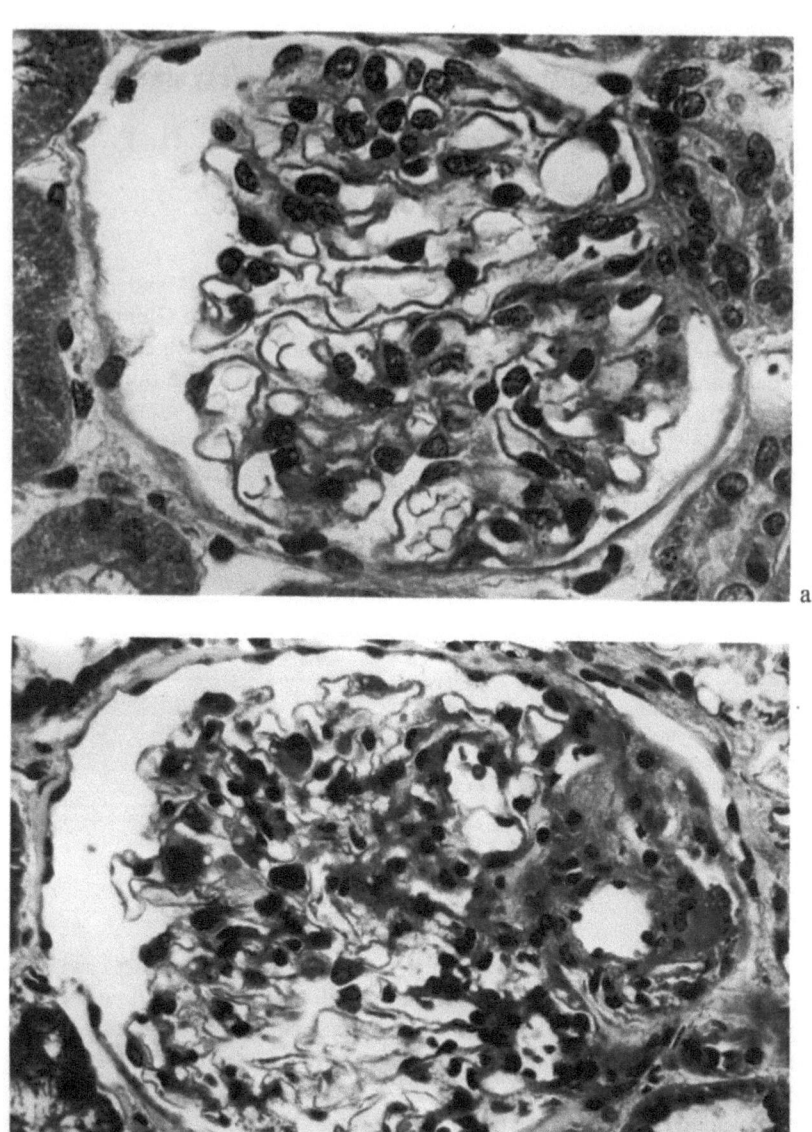

Abb. 1 a. Idiopathisches nephrotisches Syndrom mit minimalen Glomerulusveränderungen. Vergrößerung 375x. b. Idiopathisches nephrotisches Syndrom. Minimale Glomerulusveränderungen mit fokaler und segmentaler Sklerose/Hyalinose. Vergrößerung 200x

pillarschlingen sind die viszeralen Epithelzellen nicht selten wie die »Steine einer Krone« rahmenartig angeordnet und durch die Ablagerung einer membranoiden Substanz von der Basalmembran abgehoben. Gewinnen diese Areale Kontakt mit der Bowman'schen Kapsel, kann dies zu einer Adhäsion d. h. zur Ausbildung einer flocculo-kapsulären Synechie führen. Daneben besteht eine Verbreiterung der zugehörigen Mesangiumareale mit Vermehrung der Mesangiummatrix und nicht selten gering- bis mäßiggradiger segmentaler Mesangiumzellproliferation. Die Ausdehnung der typischen Läsion auf den Restflocculus resultiert schließlich in einer vollständigen sklerohyalinen Transformation des glomerulären Kapillarknäuels. In den »nichtbetroffenen« Schlingensegmenten und Glomeruli zeitigen sich minimale Veränderungen (Abb. 1a): unregelmäßige Verbreiterung der interkapillären Axen mit Vermehrung der Mesangiummatrix, gelegentlich segmentale Mesangiumzellhyperplasie und eine Hypertrophie der viszeralen Epithelzellen. In wenigen Fällen kann auch eine diffuse mesangiale Zellproliferation sowohl in den segmental alterierten Glomeruli (Abb. 3b) als auch in den Restglomeruli angetroffen werden (Abb. 3a, Abb. 2).

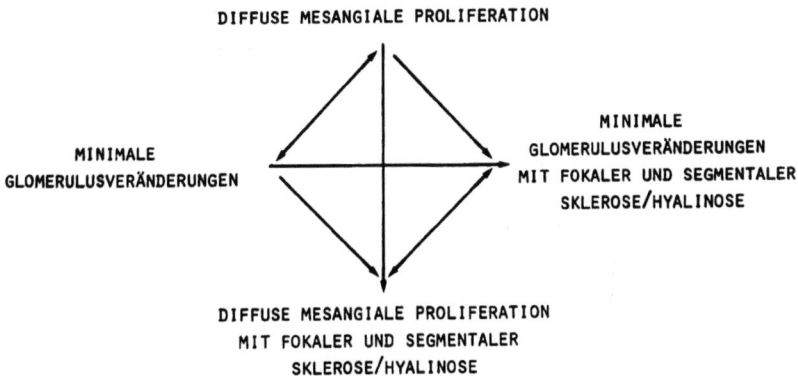

Abb. 2. Pathoanatomische Erscheinungsformen des idiopathischen nephrotischen Syndroms. Ergebnisse der Serienbiopsien, fakultative Transformation durch die Pfeilrichtungen gekennzeichnet

Elektronenoptisch sind die typischen segmentalen Läsionen durch zwei Elemente charakterisiert.
1. Obliteration der Kapillarschlingen, bedingt durch die Ablagerung eines feingranulären, osmiophilen Materials an der Innenseite der glomerulären Basalmembran; durch eine Hypertrophie der häufig Lipidvakuolen enthaltenen Endothelzellen und durch eine Verbreiterung der interkapil-

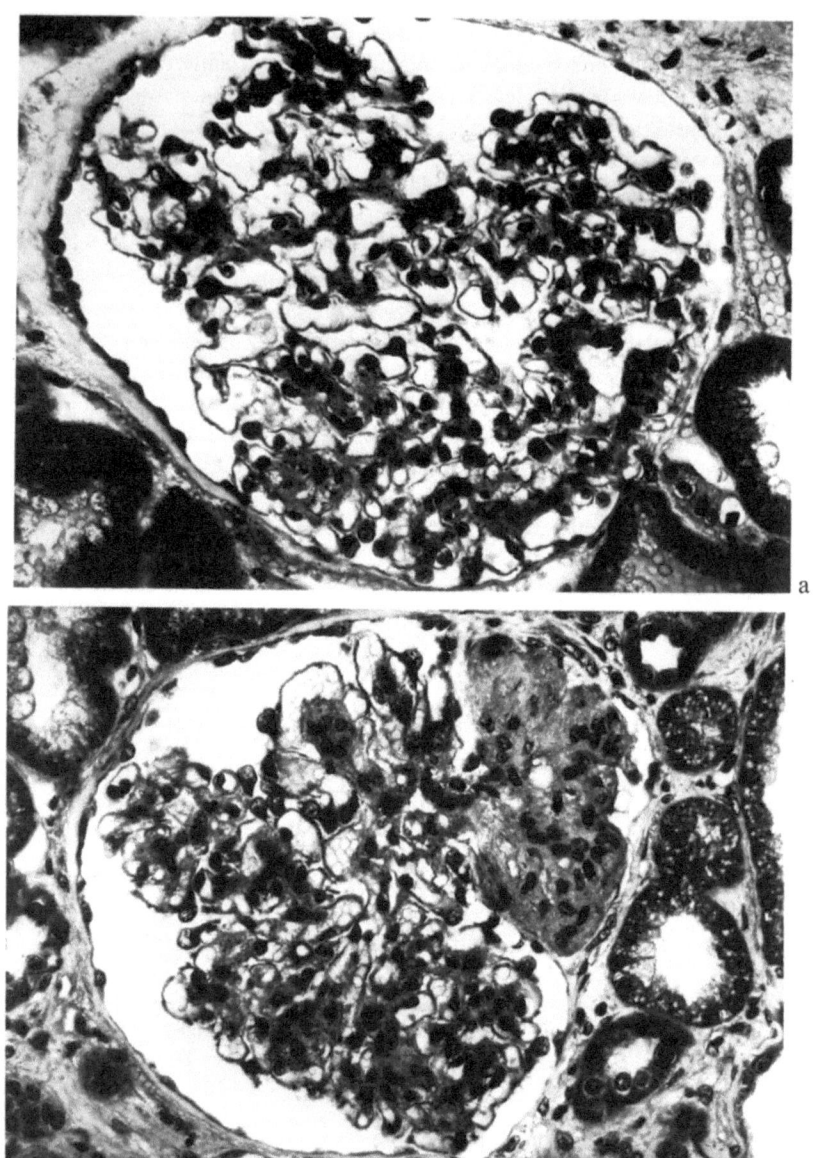

Abb. 3a. Idiopathisches nephrotisches Syndrom mit diffuser mesangialer Proliferation. Vergrößerung 200x. b. Idiopathisches nephrotisches Syndrom. Diffuse mesangiale Proliferation mit fokaler und segmentaler Sklerose/Hyalinose. Vergrößerung 200x

lären Axen mit Vermehrung der Mesangiummatrix, unregelmäßiger Hyperzellularität und Ablagerung elektronendichter Depots.
2. Die Ablagerung einer unregelmäßig argyrophilen Substanz um die obliterierten Schlingensegmente (Abb. 4), die zu einer Verdrängung der Podozyten und Konstituierung einer flocculo-kapsulären Synechie führt.

Immunfloureszenzmikroskopisch lassen sich in den segmental alterierten Schlingenanteilen häufig Ablagerungen von Ig-M und C_3 nachweisen, die allgemein als unspezifische Einlagerungen gelten. Wir möchten in diesem Zusammenhang auf den nahezu konstanten Nachweis von C_9 Niederschlägen bei fokaler und segmentaler Sklerose/Hyalinose (FSS/H) hinweisen. C_9 Ablagerungen können auch dann gefunden werden, wenn Ablagerungen von Immunglobulinen und anderer Komplementfaktoren nicht vorliegen. Sie sind zumeist diffus, aber in fokal und segmental unterschiedlicher Intensität vorhanden. C_9 Ablagerungen können als empfindliches, aber unspezifisches Zeichen glomerulärer Läsionen gelten und sind häufig schon in der Frühphase einer FSS/H nachweisbar, selbst wenn die typische histologische Läsion lichtoptisch (noch?) nicht verifiziert werden kann (Abb. 5a, 5b).

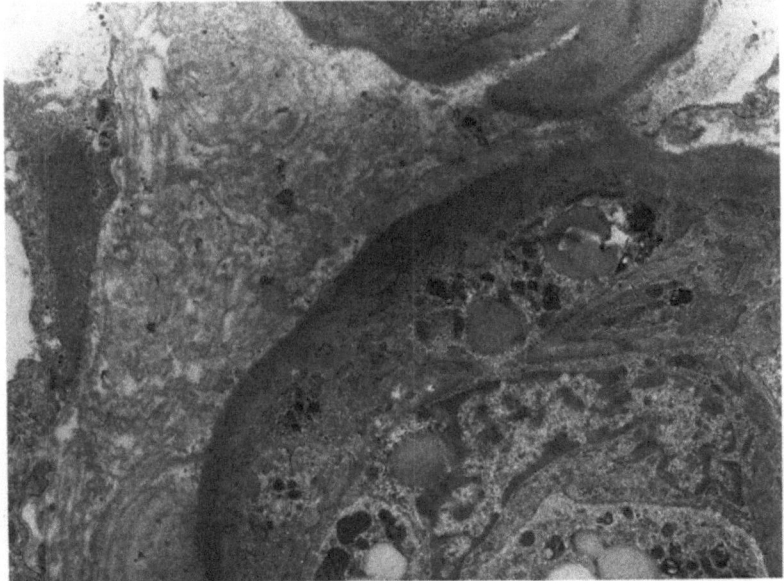

Abb. 4. Fokale und segmentale Sklerose/Hyalinose, charakteristische Läsion: Akkumulation einer amorphen, schlierigen Substanz zwischen glomerulärer Basalmembran und abgelösten Podocyten im Bereiche einer flocculo-capsulären Synechie. Elektronenmikroskopisches Bild, Vergrößerung 10 500x

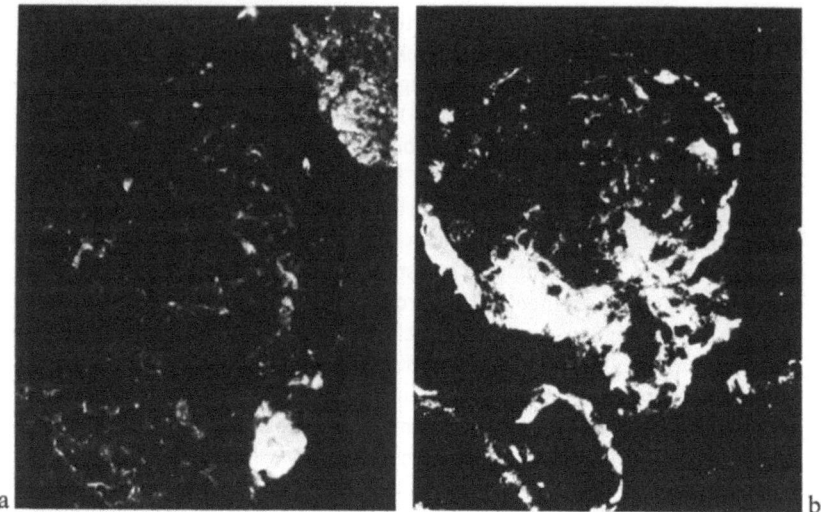

Abb. 5a und b. C_R Ablagerungen unterschiedlicher Intensität bei minimalen Glomerulusveränderungen mit fokaler und segmentaler Sklerose. Vergrößerung 250x

Im folgenden wollen wir kurz auf eine besondere pathoanatomische Variante der FSS/H, damit des idiopathischen NS (INS), eingehen. Es handelt sich um Fälle von FSS/H, die durch das gleichzeitige Vorliegen einer diffusen mesangialen Proliferation (DMP) charakterisiert sind.

Sowohl die klinische Präsentation dieser Patienten (schweres NS, normale C_3 Serumkomplementspiegel, klinischer Verlauf) als auch der zumeist negative Befund der immunfluoreszenzmikroskopischen Untersuchung erlauben eine differentialdiagnostische Abgrenzung von anderen klinisch-pathoanatomischen Entitäten, die mit einer DMP einhergehen können, insbesondere der Poststreptokokkenglomerulonephritis und der IgA-Nephropathie (Morbus Berger).

Wir haben zusammen mit M. C. Gubler, M. Levy, M. Broyer und R. Habib (Hôpital Necker – Enfants Malades, Paris) 38 Patienten mit INS und histologisch nachgewiesener DMP analysiert und die prognostische Bedeutung der DMP zu definieren versucht [1]. Um mögliche Unterschiede im klinischen Verlauf zu erkennen, unterteilten wir unser Patientengut in zwei Gruppen. *Gruppe I:* 18 Patienten, die in der *ersten* Nierenbiopsie eine DMP zeitigten; *Gruppe II:* 20 Patienten, bei denen neben einer DMP eine FSS/H in der *ersten* Nierenbiopsie vorgefunden wurde.

Gruppe I (12 ♂, 6 ♀)

Bei 10 Kindern trat das NS innerhalb der ersten 5 Lebensjahre auf. Der Serumgesamtproteinspiegel lag bei 14 Patienten unter 4,5 g/l. Der Selektivitätsindex der Proteinurie zeigte entweder eine mäßigselektive (2 Fälle) oder eine nicht-selektive (6 Fälle) Proteinurie an. Eine initiale Hämaturie wurde bei 14 Kindern beobachtet, eine makroskopische Hämaturie trat jedoch nur bei 3 Patienten auf. Im weiteren Krankheitsverlauf zeigten 2 weitere Patienten eine mikroskopische Hämaturie. 6 Patienten entwickelten eine initiale Niereninsuffizienz, 8 Kinder eine passagere arterielle Blutdruckerhöhung. Der C_3 Komplementspiegel lag stets im Normbereich. Der klinische Verlauf konnte bis zu 12 Jahre nach Krankheitsbeginn verfolgt werden. Bei 7 Patienten nahm die Erkrankung einen protrahierten Verlauf mit persistierendem NS: 4 Kinder entwickelten eine terminale Niereninsuffizienz (15, 15, 20 und 49 Monate nach Krankheitsbeginn); ein Patient hatte zum Zeitpunkt der Untersuchung einen Serumkreatininspiegel von > 2 mg%, zwei weitere eine normale Nierenfunktion $6^{3}/_{12}$ und $5^{2}/_{12}$ Jahre nach Beginn des INS.

Bei 7 weiteren Patienten nahm das NS einen rekurrierenden Verlauf. 2 dieser Kinder hatten zum Zeitpunkt der letzten klinischen Untersuchung ein NS, 3 Patienten eine persistierende Proteinurie und bei 2 Patienten bestand eine komplette klinische Remission.

Eine klinische Remission trat bei weiteren 3 Kindern innerhalb eines Jahres ein, ein Patient zeigte eine persistierende Proteinurie ohne Wiederholung eines nephrotischen Schubes.

16 Patienten wurden mit Corticosteroiden behandelt. Keinerlei ameliorative Wirkung konnte bei 11 Kindern erzielt werden, 2 Patienten waren steroidabhängig. Eine Proteinurie ohne NS persistierte bei 3 Patienten. Alle 16 Patienten wurden nachfolgend einer immunsuppressiven Therapie unterzogen. Eine komplette Remission ließ sich bei einem partiell und einem komplett resistenten Patienten erreichen, eine partielle Remission trat bei 2 weiteren steroidresistenten Patienten ein. Der Verlauf der restlichen 12 Patienten blieb durch die Behandlung mit Immunsuppressiva unbeeinflußt.

Bei 11 Kindern dieser Gruppe wurden eine oder mehrere Wiederholungsbiopsien durchgeführt. 8 Patienten entwickelten Läsionen einer FSS/H, bei 3 dieser Patienten konnte keine DMP mehr nachgewiesen werden. 3 Fälle zeitigten minimale Glomerulusveränderungen in der Wiederholungsbiopsie. Von Bedeutung ist, daß ein Patient vor Entwicklung einer DMP in einer Initialbiopsie minimale Glomerulusveränderungen gezeigt hatte.

Gruppe II (11♂, 9♀)

Bei 9 Patienten manifestierte sich das NS innerhalb der ersten 5 Lebensjahre, bei 2 Kindern bereits kurze Zeit nach Geburt. Ein initiales Serumgesamtprotein von < 4,5 g/l wurde bei 15 Patienten beobachtet, der Selektivitätsindex der Proteinurie zeigte eine mäßig- oder nicht-selektive Proteinurie an. Eine initiale Hämaturie zeigten 12 Kinder, makroskopisch jedoch nur 2 Patienten. Bei weiteren 6 Patienten trat im klinischen Verlauf eine Mikrohämaturie auf. Eine passagere initiale Niereninsuffizienz wurde bei 2 Patienten beobachtet, eine arterielle Blutdruckerhöhung bei 5 Patienten.

Der klinische Beobachtungszeitraum erstreckte sich auf 2 bis 13 Jahre. Bei 11 Patienten bestand ein persistierendes NS: 6 dieser Kinder entwickelten eine terminale Niereninsuffizienz, 4 davon in weniger als 3 Jahren. 2 Patienten zeigten bei der letzten klinischen Unersuchung einer Kreatininämie von > 2 mg%, ein Patient hatte eine arterielle Hypertension entwickelt. Bei den restlichen beiden Patienten wurde zum Zeitpunkt der Untersuchung keine Einschränkung der Nierenfunktion festgestellt.

Bei 3 Patienten nahm das NS einen rekurrierenden Verlauf, bei einem dieser Patienten mit arterieller Hypertension.

3 Patienten zeigten eine persistierende Proteinurie, eine komplette klinische Remission wurde bei weiteren 3 Patienten beobachtet.

19 Patienten wurden mit Corticosteroiden behandelt. Nur bei 3 Kindern wurde eine klinische Besserung erreicht, das NS verschwand, eine Proteinurie persistierte jedoch.

17 steroidresistente Patienten wurden nachfolgend einer immunosuppressiven Therapie unterzogen. Eine komplette Remission wurde bei 2 Patienten, eine partielle Remission mit persistierender Proteinurie bei 2 weiteren Patienten erreicht. Der klinische Verlauf blieb unbeeinflußt bei 13 Kindern.

Bei 7 Patienten wurde eine Wiederholungsbiopsie durchgeführt: in 2 Fällen konnte keinerlei mesangiale Zellproliferation mehr nachgewiesen werden. In einer früheren Biopsie bei einem dieser Patienten hatten vor Entwicklung einer DMP nur minimale Glomerulusveränderungen diagnostiziert werden können.

Ein *Vergleich beider Patientenkollektive* zeigt eine weitgehende Parallelität auf:

Eine Prädominanz des männlichen Geschlechtes, identische Altersverteilung, intensives NS, die nur mäßig- oder nicht-selektive Proteinurie und eine nahezu konstante Hämaturie. Hinsichtlich der therapeutischen Ansprechbarkeit und der klinischen Evolution scheinen die Patienten der Gruppe I (DMP) eine bessere Prognose zu haben als Patienten der Gruppe II

(DMP mit FSS/H). Der Prozentsatz der komplett oder partiell steroidresistenten Patienten beträgt 85% in Gruppe I, 100% in Gruppe II.

In beiden Gruppen besteht mit gewissen Einschränkungen eine gute Korrelation zwischen der initialen Ansprechbarkeit auf Corticosteroide und klinischer Evolution. Die 15 Patienten beider Kollektive, die eine terminale Niereninsuffizienz, eine Kreatininämie > 2 mg% oder eine arterielle Hypertension entwickelten, waren alle steroidresistent. Dennoch besteht grundsätzlich bei Patienten mit DMP die Möglichkeit einer kompletten klinischen Remission, die bei 5 Kindern der Gruppe I und 3 Patienten der Gruppe II beobachtet wurde. Weiterhin wird die Ähnlichkeit beider Gruppen unterstrichen durch die Ergebnisse der Serienbiopsien. Von 11 Kindern der Gruppe I (DMP) zeigten 8 Patienten in der Wiederholungsbiopsie Läsionen einer FSS/H! Es scheint daher offensichtlich, daß wir hier ein weitgehend homogenes Patientenkollektiv vorfinden, das zur Entwicklung einer FSS/H disponiert ist (Abb. 2).

Fernerhin scheint als besondere Eigenschaft dieser Variante (DMP) des NS die Möglichkeit der rasch-progressiven Entwicklung einer terminalen Niereninsuffizienz eigen zu sein. 7 der 10 Patienten mit DMP (6 von ihnen mit histologisch nachgewiesener FSS/H in der ersten oder einer der folgenden Biopsien) entwickelten eine terminale Niereninsuffizienz in weniger als 3 Jahren (Durchschnittsintervall 2 Jahre), während 14 Patienten eines Vergleichskollektives, das histologisch nur minimale Glomerulusveränderungen mit FSS/H, also keine wesentliche mesangial-proliferative Komponente gezeigt hatte, eine terminale Niereninsuffizienz in durchschnittlich $8^{4}/_{12}$ Jahren entwickelt. Es muß jedoch auch hier einschränkend betont werden, daß bei Patienten mit FSS/H, gleichgültig ob mit oder ohne DMP, eine komplette klinische Remission, wenn auch selten, möglich ist.

Zusammengefaßt kann jedoch festgestellt werden, daß von praktischen Gesichtspunkten das Vorliegen einer DMP bei Patienten mit INS eine wesentliche prognostische Bedeutung hat: 50% der Patienten haben eine de facto schlechte Prognose. Dies gilt insbesondere für corticosteroidresistente Patienten, bei denen die Entwicklung einer FSS/H in Rechnung gestellt werden muß. Weiterhin kann eine wesentliche Verschlechterung der Nierenfunktion bereits früh im Krankheitsverlauf eintreten. Für diese Fälle halten wir die Bezeichnung

»*Rasch Progressives Idiopathisches Nephrotisches Syndrom*« gerechtfertigt.

Literatur

1. Waldherr R, Gubler M C, Levy M, Broyer M, Habib R (1978) The significance of pure mesangial proliferation in idiopathic nephrotic syndrome. Clin Nephrology 10: 171–179

Nierenbiopsie beim Kind

Zusammenfassung der abschließenden Podiumsdiskussion[1])

Arbeitsgemeinschaft für pädiatrische Nephrologie

Ziel der Podiumsdiskussion war die Formulierung von Empfehlungen zu den Indikationen und zur Technik der Nierenbiopsie bei Kindern unter Beschränkung auf praktische Fragestellungen.

Indikationen

Über die klinisch-pathoanatomischen Korrelationen bei Kindern mit Nierenkrankheiten liegt heute eine solche Fülle von Erfahrungen vor, daß bei einem großen Teil solcher Patienten schon auf Grund der klinischen Befunde mit ausreichender Wahrscheinlichkeit abgeschätzt werden kann, ob vom Ergebnis einer Biopsie wichtige Konsequenzen für den Einzelfall zu erwarten sind. Die Indikation zur Nierenbiopsie beim Kind kann heute präziser und zurückhaltender formuliert werden als noch vor wenigen Jahren. Allgemein verbindliche Vorschriften sind allerdings nicht möglich, weil viele individuelle Krankheitsbilder sich in kein Schema einordnen lassen.

Unabhängig von der im Einzelfall im Vordergrund stehenden Frage ist eine Nierenbiopsie nur gerechtfertigt, wenn vom Ergebnis erheblich sicherere Aussagen zu erwarten sind als von einfacheren und weniger belastenden Untersuchungsverfahren.

Am klarsten ist die Indikation zur Nierenbiopsie, wenn vom Ergebnis *therapeutische Konsequenzen* zu erwarten sind und die zur Entscheidung anstehende Behandlung mit einem nennenswerten Risiko verbunden ist. Hierzu einige *Beispiele:*
- Patient mit *steroidresistentem idiopathischem nephrotischem Syndrom.* Bei Vorliegen glomerulärer Minimalläsionen sind Cytostatika indiziert (Cyclophosphamid, Chlorambucil), bei membranproliferativer Glomerulonephritis, membranöser Glomerulopathie und familiären Nephro-

---

[1] An der Diskussion nahmen teil: Prof. Dr. F. Bläker, Universitätskinderklinik Hamburg; Prof. Dr. M. Brandis, Kinderklinik d. Med. Hochschule Hannover; Prof. Dr. J. Brodehl, Kinderklinik d. Med. Hochschule Hannover; Prof. Dr. J. Dippell, Universitätskinderklinik Frankfurt/Main; Prof. Dr. W. Hagge, Kinderklinik des Olgaspitals Stuttgart; Prof. Dr. K. Schärer, Universitäts-Kinderklinik Heidelberg; Prof. Dr. A. Spitzer, Albert Einstein College of Medicine, New York; Prof. Dr. W. Thoenes, Pathologisches Institut der Universität Mainz. Koordination: Prof. Dr. H. Olbing, Universitäts-Kinderklinik Essen

pathien nicht. Obschon die bisher veröffentlichten Erfolgsberichte über Cytostatika bei fokal-segmentaler Sklerose/Hyalinose auf unkontrollierten retrospektiven Analysen beruhen und darum keine Beweiskraft haben, wird man wegen der ungünstigen Prognose bei schwerem Krankheitsverlauf einen Versuch mit Cytostatika als gerechtfertigt ansehen müssen.
- Patient mit *Lupusnephritis*. Bei schweren histologischen Läsionen besteht eher eine Indikation zur kombinierten Behandlung mit mehreren Cytostatika (Azathioprin, Cyclosphosphamid) und Kortikosteroiden, während bei leichteren Befunden in der Regel die Therapie mit Azathioprin und Kortikosteroiden ausreicht.
- Patient mit *rasch progressiver Glomerulonephritis*. Beim Nachweis ausgedehnter endo- und extrakapillärer Proliferationen (Halbmonde) in mindestens 80% der Glomeruli ist wegen der sehr ungünstigen Prognose und trotz der erheblichen Gefahr unerwünschter Wirkungen ein aggressiver Behandlungsversuch zu rechtfertigen (z. B. mit Kortikosteroiden, Azathioprin, Heparin bzw. einem Dicumarolpräparat und mit Dipyridamol), während bei weniger schweren histologischen Läsionen wegen der großen Wahrscheinlichkeit einer Spontanremission größere Zurückhaltung ratsam ist.
- Patient mit Verdacht auf *Abstoßung nach Nierentransplantation*. Bei der Entscheidung zwischen der Fortsetzung einer hochdosierten Steroid-Therapie (u. U. mit Bestrahlung) und einer operativen Transplantatentfernung ist der histologische Befund in vielen Fällen eine wertvolle Hilfe.
- Patient mit Verdacht auf *Goodpasture-Syndrom*. Beim Nachweis linearer Antikörper gegen Basalmembrangewebe scheint eine Plasmapherese gerechtfertigt zu sein.
- Patient mit nephrotischem Syndrom, bei dem sich unter *hochdosierter Steroidbehandlung eine schwere Hypertonie entwickelt*. Beim Nachweis einer membrano-proliferativen Glomerulonephritis sind Kortikosteroide abzusetzen, weil sie die Grundkrankheit nicht bessern, die Hypertonie aber verstärken können.
- Patient mit behandlungsbedürftiger *Hypertonie* und Hinweisen auf eine *diffuse renoparenchymatöse Ursache* (z. B. Proteinurie, Erythrozyturie, Einschränkung glomerulärer und/oder tubulärer Funktionen nach Ausschluß einer Pyelonephritis und einer Refluxnephropathie bzw. segmentalen Hypoplasie). Bei histologischer Bestätigung des Verdachts ist eine operative Behandlung ebenso wie eine Renovasographie nicht indiziert.

Praktisch nicht weniger wichtig dürften Beispiele für Situationen sein, in denen schwerwiegende therapeutische Entscheidungen auch *ohne eine Nie-*

renbiopsie ausreichend sicher getroffen werden können:
- Patient mit *steroidsensiblem, häufig rezidivierendem idiopathischem nephrotischem Syndrom*. Das Vorliegen minimaler glomerulärer Läsionen und ein guter Erfolg einer cytostatischen Therapie sind so gut wie sicher. Wenn schwere toxische Steroidwirkungen vorliegen, ist eine Cytostatikabehandlung gerechtfertigt (Cyclophosphamid, Chlorambuzil).

Selbst bei Patienten mit geringer Wahrscheinlichkeit therapeutischer Konsequenzen können sich aus dem Biopsieergebnis so wichtige andere Folgerungen ergeben, daß sie eine ausreichende Indikation abgeben; auch hierfür ein Beispiel:
- Patient mit Verdacht auf hereditäre Nephropathie (z. B. Hämaturie kombiniert mit Innenohrschwerhörigkeit, Nephropathie oder Schwerhörigkeit bei Blutsverwandten). Die Diagnose kann für den Patienten und seinen Angehörigen bei der Planung von Schwangerschaften oder Eheschließungen große Bedeutung gewinnen.

Die individuelle *Prognose* kann bei einer ganzen Reihe nephrologischer Erkrankungen aus den klinischen Befunden nicht ausreichend sicher gestellt werden, vielfach nicht einmal aus der Diagnose allein. Die sicherste Aussage über die voraussichtliche weitere Entwicklung erlaubt in vielen Fällen die Nierenbiopsie. Bei entsprechenden Lebensumständen des Patienten, beispielsweise bei einer Entscheidung über den zukünftigen Beruf, kann die genauere Klärung der Prognose z. B. in folgenden Situationen eine Nierenbiopsie rechtfertigen:
- Patienten mit mehr als zweijährigem Persistieren einer zumindest mittelstarken renalen *Proteinurie* (Albustix++ oder mehr als 500 mg/24 h) *und/oder Erythrozyturie,* als Restsymptom nach
- Streptokokkenglomerulonephritis,
- Schoenlein-Henoch-Nephritis,
- hämolytisch-urämischem Syndrom.

Restitutio ad integrum, aber auch weitere Persistenz sind möglich.
- Patient mit länger als zwei Jahre konstant nachweisbarer, zumindest mittelstarker renaler *Proteinurie* (Albustix++ bzw. mehr als 500 mg Protein/24 h) mit oder ohne Erythrozyturie:

Biopsie zur Klärung, ob minimale glomeruläre Läsionen mit wahrscheinlich guter oder proliferative bzw. sklerosierende Veränderungen oder eine membranöse Glomerulopathie mit zweifelhafter Prognose vorliegen.

Bei manchen Patienten sind *Prognose und therapeutische Konsequenzen* nicht zu trennen:
- Patient mit irreversibler chronischer Niereninsuffizienz unklarer Ursache, bei dem über eine *Nierentransplantation* zu entscheiden ist. Bei fokal-segmentaler Sklerose/Hyalinose und bei membranoproliferativer Glomerulonephritis (vor allem dense deposits disease) besteht erhöhtes

Risiko für ein Rezidiv im Transplantat. Dies ist bei der Entscheidung über eine Transplantation zu berücksichtigen; beispielsweise wird man bei den genannten Grundkrankheiten mit einer Verwandten-(»Lebend«-)transplantation besonders zurückhaltend sein.

Praktisch besonders wichtig dürften Beispiele für solche Patienten sein, bei denen trotz jahrelanger Persistenz einer Nephropathie *meist keine Indikation* zur Nierenbiopsie besteht:

- Patient mit *orthostatischer Proteinurie*;
- Patient mit klar *definierten Tubulopathien* wie renale Glukosurie;
- Patient mit *rezidivierender Makro- oder Mikrohämaturie bei normalen Harnbefunden im Intervall,* normaler exkretorischer Nierenfunktion und normalem Blutdruck, vor allem wenn die Hämaturien in kurzem zeitlichem Zusammenhang mit Infekten der Luftwege oder starken körperlichen Belastungen auftreten (IgA- IgG-Nephritis: bei Kindern mit gutartigem Verlauf zu rechnen; wirksame Therapie nicht bekannt); Patient mit Pyelonephritis; Patient mit Refluxnephropathie bzw. segmentaler renaler Dysplasie.

Stoffwechselerkrankungen mit Auswirkungen auf das Nierenparenchym und die Nierenfunktion (Cystinose, Oxalose) sind in der Regel ebenso wie eine Amyloidose durch andere Untersuchungen abzuklären; in Ausnahmefällen kann die Nierenbiopsie einen wichtigen Beitrag zur Diagnose liefern.

Indikationen zur Rebiopsie (Beispiele)

- Bei vorausgegangener Biopsie konnte das Gewebe *nicht ausreichend sicher beurteilt* werden (zu wenig Gewebe; Gewebe nicht gut erhalten).
- Patient mit *Verschlimmerung* der klinischen Symptome, die *aus dem Ergebnis der Erstbiopsie nicht plausibel zu erklären ist:* sekundäre Steroidresistenz; Niereninsuffizienz oder Hypertonie bei minimalen glomerulären Läsionen; progrediente Niereninsuffizienz bei mesangial-proliferativer Glomerulonephritis; erhebliche Verstärkung einer Proteinurie.

Durch die Rebiopsie ist zu klären, ob ein Umschlag in eine andere Läsion eingetreten ist oder bei der Erstbiopsie fokale Läsionen nicht erfaßt wurden, z. B. eine fokal-segmentale Sklerose/Hyalinose, die erfahrungsgemäß längere Zeit ausschließlich oder überwiegend auf juxtamedulläre Glomeruli beschränkt bleiben kann.

Verminderung des Risikos

Das Risiko der Anästhesie. Auch unter optimalen Bedingungen ist das Risiko einer Allgemeinnarkose größer als das einer Lokalanästhesie. Es ist daher verwunderlich, daß im deutschsprachigen Raum perkutane Nadelbiopsien noch so häufig in Allgemeinnarkose durchgeführt werden, wie es in der Umfrage der Arbeitsgemeinschaft für pädiatrische Nephrologie gemeldet wurde. Die Erfahrungen in einer ganzen Reihe von Zentren zeigen, daß bei guter psychologischer Vorbereitung und angemessener medikamentöser Sedierung meist auch bei Kleinkindern und vielfach sogar bei Säuglingen perkutane Biopsien in Lokalanästhesie erfolgreich durchgeführt werden können.

Das Risiko der Punktion. Eine exakte *Lokalisation* der Niere und der Punktionsnadel reduzieren die Komplikationsrate zumindest bei Untersuchern mit geringer Erfahrung. Sonographische Verfahren dürften in Zukunft immer mehr gleichberechtigt neben die heute noch ganz im Vordergrund stehenden röntgenologischen Methoden treten. Mehrere Hersteller bieten B-Sonden mit einer zentralen Öffnung zur Einführung der Punktionsnadel an. Compound-Scanner ermöglichen die dreidimensionale direkte Beobachtung von Niere und vordringender Nadel. Im Gegensatz zu den röntgenologischen Verfahren können auch hochgradig insuffiziente Nieren mit Ultraschall gut lokalisiert werden. Ein weiterer wichtiger Vorteil ist der Wegfall jeglicher Strahlenbelastung.

Je ruhiger der Patient bei der Untersuchung ist, desto geringer ist die Gefahr von Fehlpunktionen und Verletzungen. Eine kräftige *Sedierung* ist auch aus diesem Grunde notwendig.

Die zum Einmalgebrauch bestimmten *Punktionsnadeln* (z. B. Trucut) werden von der Mehrzahl der Untersucher im Vergleich zu älteren, zum mehrmaligen Gebrauch bestimmten Modellen für sicherer gehalten. Inzwischen gibt es für den Einsatz bei Säuglingen und Kleinkindern eine nur 7,5 cm lange Version.

Je geringer die Zahl der *Einstiche in die Niere,* desto geringer ist das Risiko. Nach erfolglosen Einstichen sollte man vor einer Wiederholung versuchen, sich Klarheit über den wahrscheinlichsten Weg der Punktionsnadel im Körper während der vorausgegangenen Fehlpunktion zu verschaffen. Ein Stich in das Fettgewebe unter dem unteren Nierenpol ist beispielsweise mit einer geringeren Komplikationsgefahr belastet als ein Einstich in die Niere. In der Regel sollte man die Untersuchung nach drei Einstichen ins Nierengewebe beenden. Falls man hierbei nicht genügend Gewebe gewinnen konnte, ist eine Wiederholung in einer zweiten Sitzung vor allem dann vorzuziehen, wenn der Eingriff in Lokalanästhesie durchgeführt werden kann.

Je größer die *Erfahrung* des punktierenden Arztes, desto geringer ist das Risiko. Die ersten 10, besser 20 Punktionen sollten unter genauer Anleitung und Mitwirkung eines erfahrenen Lehrers erfolgen.

Eine *Freilegung der Nieren* während der Biopsie erlaubt eine Blutstillung an der Nierenoberfläche unter Sicht des Auges. Dies vermindert das Risiko perirenaler Blutungen. Die sogenannte Lumboskopie erlaubt im Gegensatz zu den herkömmlichen operativen Methoden eine Freilegung der Nierenoberfläche ohne Allgemeinnarkose. Mit diesem neuen, sogenannten halboffenen Verfahren liegen erst beschränkte Erfahrungen vor, so daß ein kritischer Vergleich von Erfolgsquoten und Risiken mit anderen Biopsieverfahren noch nicht möglich ist.

Offene Biopsien bieten sich bei Patienten mit ohnehin erforderlichem operativem Eingriff im Nierengebiet an. Außerdem sind sie bei Patienten mit hochgradiger Niereninsuffizienz vorzuziehen.

Von Bedeutung ist in diesem Zusammenhang noch, daß alle durch Nadelbiopsie gewonnenen Zylinder in angemessener Weise daraufhin untersucht werden, ob sie genügend Glomeruli enthalten; bei ausreichender Erfahrung erlaubt die Untersuchung im Auflichtmikroskop bei Lupenvergrößerung eine ausreichend sichere Aussage in dieser Hinsicht.

Optimale Nutzung der diagnostischen Möglichkeiten

Wenn man einem Patienten das mit einer Nadelbiopsie verbundene Risiko zumutet, muß man auch die volle Nutzung aller diagnostischen Möglichkeiten gewährleisten. Das entnommene Gewebe muß auf dem langen Weg bis unter das Mikroskop pfleglich und sachgemäß behandelt werden. Vor allem bei einem für die Immunfluoreszenzmikroskopie bestimmten Präparat bedeutet dies einen erheblichen Aufwand, wenn die Untersuchung nicht in unmittelbarer Nachbarschaft möglich ist (s. Beitrag G. W. Thoenes und J. Doering). Vor allem Semidünnschnitte gewährleisten eine zuverlässige Beurteilung bei der lichtmikroskopischen Untersuchung. Unter Umständen ergibt sich erst bei der lichtmikroskopischen Untersuchung, daß von der Immunfluoreszenz- bzw. Elektronenmikroskopie wichtige Informationen zu erwarten sind; darum sollte möglichst ein Teil des gewonnenen Gewebes für diese Untersuchungsmethode vorbereitet werden. Bei der Entwicklung in den Untersuchungstechniken und in den Möglichkeiten der Differenzierung immer neuer feingeweblicher Varianten von Nephropathien ist eine optimale Nutzung der diagnostischen Möglichkeiten vor allem in Zentren mit besonderer Erfahrung in der Nierenpathologie gewährleistet. Aus diesem Grunde ist die im Rahmen der Arbeitsgemeinschaft für pädiatrische Nephrologie geschaffene überregionale Zusammenarbeit mit besonders erfahrenen pathologischen Instituten zu begrüßen.

Um das Biopsieergebnis im notwendigen Umfang für den Patienten nutzbar machen zu können, braucht der überweisende Arzt eine rasche und vollständige Information in für ihn verständlicher Form mit Darlegung und Begründung evtl. Schlußfolgerungen aus dem Biopsieergebnis.

Die optimale Nutzung aller Möglichkeiten, die sich für die Diagnose und

Therapie aus Nierenbiopsien ergeben können, gleichzeitig aber auch eine möglichst weitgehende Verminderung des Risikos ist vor allem in kindernephrologischen Zentren gewährleistet. Von ihnen darf am ehesten eine Berücksichtigung neuer Erkenntnisse, eine kritische Indikationsstellung, dauernde Übung in der Anwendung risikoarmer und erfolgversprechender Biopsietechniken, eine gut eingespielte Zusammenarbeit mit einem Pathologen und Immunologen und schließlich eine kritische Einordnung der Biopsiebefunde in das diagnostische Bild und den individuellen Behandlungsplan erwartet werden.

Sachverzeichnis

Alport Syndrom 62, 102
-, Biopsieindikationen 62, 102
-, pathognomonische elektronenmikroskopische Befunde 62

Diffuse glomeruläre mesangiale Proliferation 96, 97

Fokal-segmentale glomeruläre Sklerose/Hyalinose 91 ff
-, Klinik 91, 97
-, klinisch-pathoanatomische Korrelationen 97
-, Pathohistologie 91–93
-, Prognose 97
-, Therapie 97
-, Transformation des histologischen Bildes 93

Glomerulonephritis
-, akute postinfektiöse 38, 41, 47
-, -, Biopsieindikationen 38
-, -, Klinik 38
-, -, klinisch-pathoanatomische Korrelationen 39, 40, 41
-, -, Prognose 41, 47
-, membranoproliferative 37, 38, 101
-, -, Klinik 37, 38
-, -, Pathohistologie 84, 85
-, bei anaphylaktoider Purpura (Purpura Schoenlein Henoch) 41 ff
-, -, Biopsieindikationen 43, 61
-, -, klinisch-pathoanatomische Korrelationen 41, 42
-, bei Lupus erythematodes 43 ff
-, -, Biopsieindikationen 44, 101
-, -, klinisch-pathoanatomische Korrelationen 44
-, -, Pathohistologie 44, 59, 61
-, -, Prognose 44
-, -, Therapie 45
-, -, rasch progressive 60, 101
-, -, -, Pathohistologie 55
-, -, -, Ursache 55
Goodpasture-Syndrom 59

Hämaturie 45 ff
-, Biopsieindikationen 47, 102
-, Häufigkeit 46
-, Pathohistologie 46
-, Prognose 46, 47
Hämolytisch-urämisches Syndrom 57 f
-, Biopsieindikationen 57
-, Pathohistologie 57
Hypertonie 57
-, maligne 57
-, -, Pathohistologie 57
-, renale 101
-, während Steroidbehandlung bei nephrotischem Syndrom 101

Nephronophthise 62
Nephrotisches Syndrom 34 ff
-, Biopsieindikationen 35 ff
-, infantile Formen 60
-, klinisch-pathoanatomische Korrelationen 34 ff
-, Pathohistologie 33
-, rasch progressive Form 99
Nierenbiopsie
-, Besonderheiten bei Kindern 4, 5, 34, 100
-, Ergebnisse im Vergleich zu Autopsie 33
-, Geschichte 33
-, Gewebe
-, -, Aufarbeitung im Pathoanatomischen Institut
Immunfluoreszenzmikroskopie 87
Färbungen 83
Schnittdicke 83, 87
-, -, Behandlung in der Klinik 79 ff
Einbettung (für Immunfluoreszenz) 88, 89
Fixierung 79, 80, 87
Schockfrierung (für Immunfluoreszenz) 82
Versand (für Immunfluoreszenz) 88, 89
-, -, Indikation zur Elektronenmikroskopie 83, 84
-, -, Interpretation immunfluoreszenzmikroskopischer Befunde 89, 90
-, Indikationen
-, -, prognostische 102

–, –, therapeutische 100
–, Instrumente 80
–, Komplikationen 68 ff
–, Methoden
–, –, lumboskopische Biopsie 24 ff, 68, 70
–, –, –, Indikationen 27
–, –, –, Komplikationen 29
–, –, –, Kontraindikationen 27
–, –, –, Technik 26 ff
–, –, offene Biopsie 68
–, –, perkutane Biopsie
–, –, –, Anästhesie, Sedierung
    6, 17, 19, 104
–, –, –, Anzahl erlaubter Punktions-
    versuche 8, 21
–, –, –, Assistenz 13
–, –, –, Dokumentationsbogen 14 f
–, –, –, Erfolgsbeurteilung 8, 9, 81
–, –, –, Erfolgsquote 34, 69, 70
–, –, –, Kontraindikationen 16
–, –, –, Lagerung 17
–, –, –, Lokalisation der Punktions-
    stelle 104
–, –, –, Nachsorge 9, 22
–, –, –, Technik 3 ff, 13 ff, 19, 20
–, –, –, Vorbedingungen 12, 104
–, –, –, Voruntersuchungen 5, 6, 17
–, –, –, Indikationen für offene bzw.
    perkutane 68
–, Komplikationen 10 ff
    Aufklärung über 16, 17
    Blutungen, schwere 11, 22, 71 ff
    Exitus 10, 71, 72
    Fisteln, arteriovenöse 74
    Oligurie – Anurie 74
    Sepsis 74
    Vergleich Kinder – Erwachsene 73 ff
    Vergleich der verschiedenen

Methoden 70 f
–, Kontraindikationen 75, 76
–, Risiken 65, 103 f
Niereninsuffizienz, akute
–, Biopsieindikationen 54 ff
–, Ursachen 55
Niereninsuffizienz, chronische
–, Biopsieindikationen 60 ff, 64
–, Ursachen 64
Nierentransplantation
–, Biopsieindikationen 51, 65
–, klinisch-pathoanatomische
    Korrelationen 49 f
–, Pathohistologie 49

Oligomeganephronie 62
Oxalose 63 f

Proteinurie
–, Biopsieindikationen 48
–, Häufigkeit 46
–, Pathohistologie 48
–, Prognose 471

Rebiopsie, Indikationen 103

Steroid-Stoßtherapie 55

Trucut-Nadel 20, 21

Zystenose 63
Zystennieren 64

Weitere Titel, die Sie interessieren:

W. Bargmann
Niere und ableitende Harnwege
1978. 181 zum Teil farbige Abbildungen in 255 Teilbildern, 12 Tabellen.
VIII. 444 Seiten. (Handbuch der mikroskopischen Anatomie des Menschen, Band 7: Harn- unt Geschlechtsapparat, Teil 5). Gebunden DM 290,–;
approx. US $ 159.50
ISBN 3-540-08568-8

K.-D. Ebel, E. Willich
Die Röntgenuntersuchung im Kindesalter
Technik und Indikation. Unter Berücksichtigung der Nuklearmedizin und der kranialen Computertomographie. Mit einem Beitrag über Ultraschalldiagnostik von R. D. Schulz. Geleitwort von L. Schall. 2., neubearbeitete und erweiterte Auflage. 1979. 301 Abbildungen, 22 Tabellen.
XVII, 308 Seiten. Gebunden DM 88,–;
approx. US $ 48.40   ISBN 3-540-08969-1

H. Ewerbeck
Differentialdiagnose von Krankheiten im Kindesalter
Ein Leitfaden für Klinik und Praxis. 1976. 28 Tabellen. XIII, 263 Seiten. Gebunden DM 48,–; approx. US $ 26.40
ISBN 3-540-07527-5

G. Gahl, M. Kessel
Heimdialyse
Anleitung, Training, Behandlung. 1977. 22 Abbildungen, 17 Tabellen
XII, 185 Seiten. (Kliniktaschenbücher).
DM 23,–; approx. US $ 12.70
ISBN 3-540-08283-2

Glomerulonephritis
Editor: E. Grundmann. 1976. 108 figures, 9 plates, 25 tables. VI, 226 pages. (Current Topics in Pathology, Volume 61). Cloth
DM 96,–; approx. US $ 52.80
ISBN 3-540-07442-2

P. Hürter
Diabetes bei Kindern und Jugendlichen
Klinik – Therapie – Rehabilitation. Mit einem Geleitwort von Z. Laron. 1977. 40 zum Teil farbige Abbildungen, 34 Tabellen. XIV, 274 Seiten. (Kliniktaschenbücher). DM 26,–; approx. US $ 14.30
ISBN 3-540-08477-0

B. Ivemark
Kinderpathologie
Wege zur Diagnose. Übersetzer: E. Weber
Unter Mitarbeit von A. Löhrer, P. Sonderegger. 1974. 132 Abbildungen.
XI, 258 Seiten. Gebunden DM 96,–;
approx. US $ 52.80   ISBN 3-540-06470-2

H. Loew, P. Mellin, H. Olbing
Nephrologie-Urologie
Bandherausgeber: H. Losse. 1975. 28 Abbildungen, 55 Tabellen. XII, 170 Seiten. (Taschenbücher Allgemeinmedizin).
DM 28,–; approx. US $ 15.40
ISBN 3-540-07337-X

P. Meiisel, D. E. Apitzsch
Atlas der Nierenangiographie
Unter Mitarbeit von L. Laasonen, S. Tötterman, M. Valle. Mit einem Geleitwort von W. Frommhold. 1978. 336 Abbildungen. IX, 201 Seiten. Gebunden
DM 148,–; approx. US $ 81.40
ISBN 3-540-08486-X

P. Schmidt, E. Deutsch, J. Kriehuber
Diät für chronisch Nierenkranke
Eine Diätfibel für Ärzte, Diätassistenten und Patienten. 1973. 2 Abbildungen, 19 Tabellen. IX, 126 Seiten. (Kliniktaschenbücher). DM 18,–; approx.
US $ 9.90
Mengenpreis ab 20 Exemplare:
DM 14,40; approx. US $ 8.00
ISBN 3-540-06226-2

Therapie der Krankheiten des Kindesalters
Herausgeber: G.-A. v. Harnack. Mit Beiträgen zahlreicher Fachwissenschaftler.
1976. 16 Abbildungen. X, 926 Seiten.
Gebunden DM 96,–; approx. US $ 52.80
ISBN 3-540-07447-3

**Springer-Verlag
Berlin Heidelberg New York**

Ergebnisse der Inneren Medizin und Kinderheilkunde

Advances in Internal Medicine and Pediatrics

Neue Folge

Herausgeber:
P. Frick, G.-A. v. Harnack,
G. A. Martini, A. Prader,
R. Schoen, H. P. Wolff

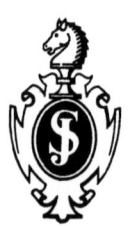

Springer-Verlag
Berlin
Heidelberg
New York

Band 39
1977. 48 Abbildungen, 32 Tabellen. IV, 182 Seiten
(88 Seiten in Englisch)
Gebunden DM 102,90; approx. US $ 56.70
ISBN 3-540-08215-8

Chronic Hepatitis in Childhood. – Wegnersche Granulomatose. – Gastrointestinale Komplikationen akuter Leukämien. – Alpha-Chain Disease. – Therapeutic Effects of ß-Adrenoceptor Blocking Agents in Hypertension. – Die Osteopetrosis Albers-Schönberg

Band 40
1978. 39 Abbildungen, 27 Tabellen. III, 172 Seiten.
Gebunden DM 88,–; approx. US $ 48.40
ISBN 3-540-08553-X

Lassa-Fieber. – Lithium und Endokrinium. – Polymyalgia rheumatica.

Band 41
1978. 26 Abbildungen, 24 Tabellen. III, 227 Seiten.
Gebunden DM 88,–; approx. US $ 48.40
ISBN 3-540-08985-3

Infektionen durch Chromobacterium, Serratia, Erwinia und Flavobacterium (sog. Chromobakteriosen). – Borderline Hypertension: Clinical and Pathophysiologic Significance. – Das Wiskott-Aldrich Syndrom.

Band 42
1979. 64 Abbildungen, 31 Tabellen. III, 222 Seiten (106 Seiten in Englisch).
Gebunden DM 88,–; approx. US $ 48.40
ISBN 3-540-09273

Die chronisch entzündlichen Darmkrankheiten. – Magnesium Malabsorption. – Twenty Years of Research on Urinary Tract Infections in Children: Progress and Problems. – Pseudohypoparathyroidism.

Band 43
1979. 47 Abbildungen, 30 Tabellen. III, 185 Seiten
(90 Seiten in Englisch)
Gebunden DM 78,–; approx. US $ 42.90
ISBN 3-540-09493-8

Die Alkoholembryopathie: Fakten und Hypothesen. – Pulmonary Sequestration. – Antiepileptica-Embryopathien. – Blood Pressure and Hypertension in Childhood and Adolescence.

MIX
Papier aus verantwortungsvollen Quellen
Paper from responsible sources
FSC® C105338

If you have any concerns about our products,
you can contact us on
ProductSafety@springernature.com

In case Publisher is established outside the EU,
the EU authorized representative is:
**Springer Nature Customer Service Center GmbH
Europaplatz 3, 69115 Heidelberg, Germany**

Printed by Libri Plureos GmbH
in Hamburg, Germany